西医学創始者　西　勝造　著

西医学健康原理実践宝典

西会本部

『西医学健康原理実践宝典』再版にあたって

本書の初版発行は昭和二十五年（一九五〇）。その後重版を重ね、平成六年（一九九四）には紙型の摩耗、印刷技法の変化によって活版印刷における再版が困難となったため、写真製版によって再版を続けてまいりました。

本書は、西式健康法各種療法のハンドブックというべき内容であり、欠かせない書籍ではありますが、もともと西式健康法を実践している方々は、すでに全員所蔵していると思われ、従来通りの販路では再版しても販売数量も極めて少ないものと予想されるのですが、このたび、『西勝造著作集』、『西式強健術と触手療法』の再版をお引き受けいただいた、株式会社たにぐち書店様にご相談したところ、快く再版をお引き受けいただくことができた、という次第です。

販路の限られた私共で独自に出版、販売を続けるより、東洋医学を中心とした書籍の出版、販売では十分な実績、知名度を有する『たにぐち書店』様に再版を委ねることは、西式健康法の将来にわたる伝承、普及の上でも大いに有効であると思います。

令和四年四月

西式健康法 西会本部 代表者本部長
西 万二郎

序

本書は、曩に西式保健治病宝典として刊行し、広く世に行われたが、太平洋戦争以来絶版となつて居つて、実践者の要望熾烈なるにも拘らず、これを充たすことが出来なかつた。然るに、今度機が熟して、その全体に亘り稿を新たにし、牽引を附し、体裁を調えて、改めて世に問うこととなつたが、これを以て一般の要望に応じ得るものと思う。

今や、新興日本の世界に於いて担うべき使命は、愈々重大を加え、国民は協力一致、不抜の決意の下、逞しく立ち上るべき秋である。而かも顧みて国民健康の現状に及ぶ時、転た深憂に耐えないものがある。

幸に、西医学健康原理とその実践は、普及二十余年の歳月を経て、その革命的理論に拘らず学界にも一般にも漸く浸透して、人類の健康は挙つてこれに依らなければならないと感得するに至つたことは、真に私の喜びを新たにするものである。

かくの如き趨勢の下、本書の刊行は格段の意義を見出すであろう。

切に大方の活用を望む。

昭和二十四年の初秋

著　者　識

凡例

一、本書は、西医学健康原理の実践に当り、必要なる方法を簡単に、解り易く記述したものである。

二、その依つて立つ理論的根拠、文献、並びに出典等は、他の成書に依らねばならない。

三、西医学健康原理の実践は、健康者がその保健の目的に実行するものであるが、病者がこれを援用して、その本然の健康回復に資することも出来る。

四、本文を第一編総論と第二編実践各論に分けたのは、総論に於いて、健康原理の把握を容易にし、各論の実践に於いて具体的に充分にその目的を達せしめんとする趣旨に外ならない。

五、西医学の実践は、時と所とを問わず、本書に依つて極めて容易に達成し得て、その日常生活に於いてそれが尋常茶飯事たらしむるものである。

六、西医学は、まだ発表の途上にあるものであるから、西医学実践者は、私の今後の発表を或は著書に、或は講義に、若しくは月刊『西医学』に依り、常に密接に連繫せられることは、その真髄を把握し、その実践に於いて遺憾なからしめ、且つその実行をエンフアサイズ（強調）するものである。

西醫學健康原理實踐寶典　目次

挿圖目錄

挿表目録

第一編　総　論

一、自然人の末裔としての人、健康なるべき人

近時蛋白質の研究は長足の進歩をなし、生物の起原に對してもある程度の光明を與えたようではあるが、その生命の神秘は依然として深いベールを以て覆われ、容易くこれを開くことが出來そうにも見えない。人間の發生に於いても、一個の微小なる卵細胞が女性の卵巣内に成熟して子宮に下り、男子の精子と合して、どうしてここに人間としての發展の機轉が與えられるか。十ヶ月の胎内發育の後、分娩の作用と云う神業に依つて母体を離れる。それも神秘である。母性の慈愛に依つて概ね七ヶ年の幼時、それから一個の人間として完全に發育を遂げるには、生れて大凡そ二十五年を要する。

學者の研究に依ると、生物はその發育期間の五倍が、その天與の壽命であるとするから、人間の壽命は百二十五歳であるべき筈である。この生成發展の生涯を觀察する時、たゞこれ神秘

の一語に盡きる。

顯微鏡的微小の卵子と精子との結合が、どうしてその父母の姿態顏貌に酷似した一個体を再生するのか。自ら身を守ることの出來ない幼兒の期間に於いて、その姿態、無心に眠る顏、笑う顏、泣く顏、その運動、生活、何れも愛その儘の姿ではないか。母は、愛に依つて喜びを感じ、不具な子ほど可愛いと云う。いかなる悪人も幼兒に加える魔手はあるまい。幼兒の生活が、何が故にかくの如く、愛その儘の表現であるのか、これを理論的に解明することは出來ないであろう。幼兒は、大人の縮小した形ではない。幼兒は、幼兒として獨特の姿態を持ち、それがすべて愛の表現である。これ又、神秘でなくて何であろう。

人間は、至眞、至善、至美なるものを憧憬する。これを理想化して、ここに神の概念を得る。即ち、神は、人間の想像し得るあらゆる眞、あらゆる善、あらゆる美を備えるものと理想する象徴である。

人間は、動物としての種々の醜悪なる反面をも有するが、これと同時に、又至眞至善至美なる理想の象徴たる神の性態を持ち、心身共に神の姿態を顯現して居る。即ち、人間には、神の存在を窺知し得る種々の相面を有する。この事は又、天地間の總ての生物、總ての物質、總ての現象に於いて、普遍的に見ることが出來るものである。然しながら、現在の科學の發達の段階に於いては、これを理論的に解明する域には到達して居ない。而かも、尙お且つ神の存在は、その思想上に於いて、又日常生活に於いて、これを疑うことは出來ない。神の存在を窺知し得ないような鈍感な人間も、世間にはあり得る。彼等は、その感覺の鈍麻の故を以て、神を感知し得ないのであつて、誠に憐れむべき存在である。盲者は、光明の存在を感知することが出來ない。聾者は、音響の現在を知ることが出來ない。彼等はこれと同然であつて、神を認知する感覺を缺如して居るのである。

稀世の實學者にして經世家の二宮尊德先生は、この感懷を

聲もなく、香もなく常に天地は
書かざる經を繰り返しつゝ

と詠んで居る。聲も無く、香もなく、文献もないが、天地間の森羅萬象を觀察する時、天体の運行、四季の移變、水の流れ、風雨雷霆雲霧の現象、生成發展する人生、春蒔き夏繁り秋實る作物等々、皆書かざる經であつて、これこそ誠の道、天の御業に外ならない。われわれは、これに依つて、天の存在を、嚴然たる事實として認めざるを得ないと云うのである。私は

天の身を、その儘受けて人の身は

書かざる經を繰り返しつゝ

と詠むのである。天の身をその儘受けた人の身に、その生存を脅威すべき疾病などのあるべき道理はない。天のみ業を、その儘に受け繼いで、これを子孫に傳え、天地と、天地間の生物と、宇宙の森羅萬象と、共に共にその生成發展を樂しみ、天のみ恵を享受するもの、その明朗健康にして幸福なるべきもの、それが西醫學の期待し實現せんとする人世である。

二、權田直助先生の日本醫學

權田直助先生は、相模國大山阿夫利神社の宮司であつて、文化六己巳年（西紀一八〇九年）正月十三日、武藏國入間郡毛呂本鄕に生れた。父は嘉十郎、世々醫を業とした。先生は、夙に漢洋の醫の弊を認め、日本古醫道の復興に志し、氣吹廼舍門に入つて國學の蘊奧を極め、皇朝醫道の神髓を恢弘したのである。即ち、その研究の成果を、數多の著述に依つて述べてあるが、中にもその著「醫道百首」は古醫道の神髓を傳えたものであつて、私の西醫學の創始も、先生の研究に負う所が多いのである。「醫道百首」は、古醫道に關する種々の見解を、三十一文字の和歌に詠み、これを萬葉風に書き記したものである。歌の數は、百首と名付けてはあるが、全体で百五十首ある。今、その中の十六首を採つてここに載せ、これを解說して置く。

その第一は

醫道乃本波之神皇產靈、御祖神序始免賜閉留。

くすりしの道の本はし神むすび

みおやの神ぞはじめたまへる。

歌の意は、わが國に於いて醫道の本源は、神皇産靈神の始め賜うたものであると云うのである。これは古事記に

「大穴牟遲神（中略）即於其石所燒著而死。爾其御祖命哭患而。參上于天。請神產巣日之命時。乃遣𧏛貝比賣與蛤貝比賣。令作活。爾𧏛貝比賣岐佐宜集而。蛤貝比賣持水而。塗母乳汁者。成麗壯夫而。出遊行。」

讀み方―（故《カレ》其の菟）大穴牟遲神に（白さく、「この八十神は、必ず八上比賣を得たまはじ。俗《フクロ》を負ひたまへれども、汝命ぞ獲たまはむ」とまをしき。

於是《ココニ》八上比賣、八十神に答へらく、「吾は汝等の言は聞かじ、大穴牟遲神に嫁はむ」と言ふ。故爾《カレココ》に八十神怒りて、大穴牟遲神を殺さむと共議《アイクバカ》りて、伯伎國の手間の山本に至りて云ひけるは、「この山に赤猪在るなり。故和禮共追下りなば、汝待ち取れ。若し待ち取らずば、必ず汝を殺さむ。」と云ひて、猪に似たる大石を火以て燒きて轉ばし落しき。爾追ひ下り取る時に、）その石に燒き著かえて死せたまひき。爾《ココ》にその御祖命哭き患ひて、天に參上りて、神產巣日之命に請したまふ時に、乃ち蚶貝比賣《キサガイヒメ》と蛤《ウムキ》貝比賣とを遣《オコ》せて、作り活さしめたまふ。爾《カレ》

蚶貝比賣岐佐宜集めて、蛤貝比賣水を持つて、母の乳汁を塗りしかば、麗はしき壯夫に成りて出で遊行きき。

とあつて、神産巢日之命が、大穴牟遲神を蘇生させたのである。即ち醫道を始められたのである。因みに古事記は、元明天皇の和銅五年（西紀七一二年）太朝臣安萬呂が勅命を奉じて撰び奉つたものである。

第二は

大名持少御神能宜久毛、定免賜比之醫法。

おほなむぢ、すくなみかみのよろしくも

さだめたまひし、くすりしののり。

日本紀神代卷に

「大己貴命與二少彥名命一戮レ力一レ心經二營天下一。復爲二顯見蒼生及畜產一則。定二其療レ病之方一又爲レ攘二鳥獸昆虫之災異一則。定二其禁厭之法一。是以百姓至レ今咸蒙二恩賴一。」

讀み方―「おほなむちのみこと、すくなひこなのみことと、力を戮せ心を一にし天下を經營したまふ。またうつくしきあをひとぐさ、及び畜產《ケモノ》の爲めには、その病を療《オサ》むるの方を定めたまひ、また鳥獸《トリケダモノ》昆虫《ハフムシ》の災異《ワザハヒ》を攘ふ爲めには、その禁厭の法を定めたまふ。ここを以て、百姓《オホミタカラ》に至るまで、ことごとに恩頼《ミタマフユ》を蒙れり。」

とあつて、日本醫道は、大己貴命と少彥名命の定めたまひしものであると云うのである。

第三は

神隨所傳方波語繼、言都賀比介里人之世末傳爾。

かむながら、傳ふるのりは語りつぎ

いひつがひけりひとの世までに。

日本紀允恭天皇紀に

「雄朝津間稚子宿禰皇子謝曰。我不レ天久離ニ篤疾一不レ能ニ步行一。且我既欲レ除レ病。獨非レ奏而破レ身治レ病。」

讀み方―「雄朝津間稚子《オアサツマワクゴ》の宿禰の皇子《ミコ》、いなみてのりたまはく、われさいはひなくして、久しく篤き疾にかゝりて、えあるかず。且つわれすでに病を除かんとおもふて、獨りまをさずして身を破り病を治む。」

とあつて、神のまに／＼傳わつて來た醫道は、相ともに語りつぎ言いつぎて、後世の人の世まで傳わつて來たものである。そこで、皇子と雖も、自分の病を治めたまうたものである。從つて、一般の人々も、みな自分で醫道をほど〳〵に心得て行つたものであることは、この文献に依つて知るべきである。

第四は

醫云名乎古曾立爾古波、世人乃上爾傳來爾介牟。

くすしてふ名をこそ立てね古は
　世の人の上に傳へ來にけむ。

一首の意は、古は醫師と云う名は無いけれども、廣く一般の人の間に醫道は傳わつて居つたと云うのである。今私は、私創始の西醫學を、一般世人に普及して、特に醫師など云う特別な職業化された醫療を必要としないようにしようと云うのであつて、この事はこの歌の意味の具体的の實現に外ならぬ。

第五は

醫云名波漢土乃醫士等賀、參來之後序立始爾計武。

くすしてふ名はからぐにのくすしらが

まゐこし後ぞ立ちそめにけむ。

この歌の意味は、わが國に於いては、昔から世人がそれ相當に醫道を心得て居つたから、特に醫師など云う名はなかつたが、漢士から醫士達が來朝した後に出來たものであろうと云うのである。即ち、古代は醫道が一般に普及して居つた。私は、そう云う時代をここに實現しようと、二十餘年努力奮闘して居るのである。

第八は

漢風爾拘泥之世與利古乃、醫道波衰閉二計武。

からぶりに、なずみし世より古の

くすしの道は衰へにけむ。

漢土より醫士の來朝したのは、允恭天皇の三年（西紀四一四年）正月、良醫を新羅に求め、同年八月金波鎭、漢紀武二人の醫士が來て、天皇の病を治したのが始めである。次いで欽明天皇の十四年（西紀五五三年）六月、百濟より醫易歴等の博士來朝し、採藥師等も依〻番上下せしむることになり、これが天武天皇（西紀六七三—六八五年）、持統天皇（西紀六八六—六九六年）までの恒例となつて居た。この爲め、醫士が職業化した。これが、漢土の風俗である。

即ち醫道が專門化した爲めに、一般は醫道に關心が薄くなり、從つてこれが衰えて行つたのである。

第九は

衰閉之醫道乎大同能、御代爾再興志坐計留。

おとろへし醫の道を大同の、

御代に再びおこしましける。

この歌の心は、漢土の醫道が傳來して、皇土の醫道が衰えたのを、第五十一代平城天皇（西紀八〇六―八〇九年）の大御心に依つて、神隨傳わつて來た醫道に、引返させ給うたと云うのである。大同は、平城天皇の御代の年號である。

第十は

安部朝臣出雲連勅命乎、奉天撰倍留大同能書。

あべのあそみ、いづものむらじ勅命《ミコトノリ》を

うけて撰べる大同の書《フミ》。

大同の書は、大同類聚方のことである。大同類聚方は、安部朝臣眞直、出雲連廣貞が、平城

天皇の勅命を奉じて、撰んだものであると云うのが、一首の意である。日本後記に
「於㆓朝堂㆒拜表曰。臣聞長桑妙術必須㆓湯艾之治㆒太一秘結猶資㆓鍼石之療㆒。莫不藥力適助。拯㆔殘於㆓阽厄㆒醫方所㆑鍾留遺㆓命於斷期陛下雖一貫典墳澄心願。猶復降㆓懷醫家㆒。汎觀㆓攝生㆒。乃詔㆓右大臣㆒宜令侍醫出雲連廣貞等。依㆑所㆑出㆑藥撰㆓集其方㆒。臣等奉㆑宣。修國在㆓尋詳㆒。愚情所㆑及。靡㆓敢漏㆒。第成㆓一百卷㆒名曰㆓大同類聚方㆒宜校始訖。謹以奉進。但凡厥經業不㆓詳習㆒年代懸遠。注記紕錯。臣等才謝㆓稽古㆒。學拙㆓知新㆒輙呈㆓管窺㆒。當夥紕謬。不㆑足㆘以對㆓揚天旨㆒。酬㆗答聖恩㆖。悚恧之至。鑒㆓冰谷㆒。謹拜表以聞帝善㆑之。」
讀み方―朝堂に於て拜表して曰く、臣聞く、長桑が妙術も必ず湯艾の治を須ち、太一の秘結も猶ほ鍼石の療に資すと。藥力適に助けざるなし。殘を阽《テン》厄に於て拯け、醫方鍾むる所の留、命を斷に於て遺す。期するに陛下一貫の典墳、澄心の願と雖、猶復た懷を醫家に降し、汎く攝生を觀たもう。乃ち右大臣に詔して、宜しく侍醫出雲連廣貞等をして、藥の出づる所に依つて、其の方を撰集せしむべし。臣等宣を奉じ、修國は尋詳にあり。愚情の及ぶ所、敢て漏するなし。第《ツイ》で一百卷を成す。名けて大同類聚方と曰う。宜校すること始訖り。謹しんで以て奉進す。但し凡そその經業詳習せざる年代懸《ハル》かに遠く、注紀絲錯す。臣等の才

は稽古を謝し、學は知新に拙し。輙ち管窺を呈し、當に夥しく紕謬ありて、以て天旨を對揚し、聖恩に酬答するに足らざらん。悚悃之至りなり。氷谷に墜ち、謹しんで拜表して以て聞すと、帝之を善す。

とあつて、這般の消息を明かにして居る。

第十一には

大同乃書爾伊次旦尊伎波、丹波宿彌乃神遣方能書。

大同の書にいつぎて尊きは

丹波宿彌の神遣方の書。

神遣方は、貞觀十年（西紀八六八年）丹波宿彌康頼の撰する所である。一首の意は、大同類聚方に次いで、神遣方が重要であると云う意味である。

第十二は

大同乃書波雖有神遣方乃、書爾正支法波傳八留。

大同の書はあれども神遣方の

書に正しき法は傳わる。

この歌の意は、大同類聚方はあるけれども、神遺方の方に、正しい醫の道は傳わつて居ると云うことである。大同類聚方は、悉くの藥方を集めてはあるが、道とか法とか云う根本原理を漏して居る。然るに、神遺方の方は、道と法と云う根本原理を先ず示して、それから藥方を述べてある。そこで、神遺方の方が、正しい醫道を傳えて居ると云うのである。

第十六は

天乃火氣地乃水穀出納須、事乃絶奴所人能身平常。

あまのほのけ、つちのみずあじいれいだす

ことのたえぬぞひとの身のつね。

今までの歌は、正しい神遺方の傳來を示し、その神遺方が最も勝れた醫道を傳えたものと云うことを主張したものである。而して、ここに第十六首目に於いて、始めて正しい醫道の根本原則を喝破する段階に達したのである。即ち、天の火氣は地球の周圍にある空氣層を云い、地の水穀は地上に成り出でて、人の食物となる五穀、鳥獸魚肉、蔬菜果實、食塩清水の類である。一首の意は、天地の間に充ち滿ちたる空氣を呼吸し、地より成り出る穀肉果菜塩水等を口より攝り、これを消化吸收して、その殘渣を兩便道より出すことが、絶えず正しく行われて居るのが、健康なる人であると云うのである。人の身の平常は、健康なるべきものであつて、疾病に罹るのは、異常である。即ち人の身の平常は、健康であるのが正しいのである。

素問上古天眞論に

「上古有㆓眞人者㆒、提㆓挈天地㆒、把㆓握陰陽㆒、呼㆓吸精氣㆒、獨立守㆑神。」

讀み方—上古眞人なるものあり。天地を提挈《テイケイ》し、陰陽を把握し、精氣を呼吸し、獨立して神を守る。

又、生氣通天論に

「聖人傳㆓精神㆒、服㆓天氣㆒、而通㆓神明㆒。」

讀み方—聖人精神を傳え、天氣を服して、神明に通ず。

とあつて、ここに精氣、或は天氣と云うのは、共にこの天の火氣、即ち空氣のことである。空氣は、天地間の生とし活るもの、すべてこれを呼吸して、その生を保つものである。即ち、動物は空氣中の酸素を吸うて炭酸瓦斯を吐き出し、植物はこの炭酸瓦斯を吸うて、同化作用を營み、酸素を吐き出す。これに、動物と植物との、互に相冐さない協同作用が行われるのである。私は、動物は單に酸素だけでなく、窒素その他の瓦斯をも取り入れて、蛋白合成に役立てて居ると云う主張を持つて居るのである。それでなければ、あの草食獸である牛や馬、山羊やなどが、單に草ばかり食べて、あの豊富な蛋白質と脂肪とを作れるものではない。必ずや、主として皮膚から、空氣中の窒素を採り、これを以つて蛋白質を合成して居るに相違ない。人間が着物を着て、皮膚の正しい機能を阻碍するようになつて、動物蛋白を必要とするようになつたと見なければならない。

又、氣海觀瀾に

「地球爲氣海中之一大體。亦有所自發之氣。周圍其外。此謂之雰圍。（中略）雰圍之低處、即是地面。人之所以生活吸呼於其中之氣也。」

讀み方ー地球は氣海中の一の大体たり。亦自ら發する所の氣あり、周くその外を圍む。これをこれ雰圍と謂う。（中略）雰圍の低き處、即ちこれ地面なり。人の以てその中に於て生活吸呼する所これ氣なり。

とある。氣は、この場合空氣を謂い、即ち天の火氣に外ならない。

第十八は

非常物乃體中爾取纏比、爲禍母乃遠疾病登八云。

つねならぬ、もののなかみにとりまつひ
　わざなすものを、やまひとはいふ。

一首の意は、疾病の定義を下したものである。非常のもの、即ち体内にあるべからざるものが、身体中に纏わりついて、害をなすものを疾病とは云うと云うのである。体内にあるべからざるものと云えば、先ず第一に宿便を考えねばならぬ。食物が、口から入つて、胃腸に依つて消化され、その精分は腸から吸收され、その殘渣が糞便として、満足に出て居れば、それは人の身の平常であつて、決して病ではない。この出るべき糞便が、皮膚を包んだ爲めに、或は肝臓の作用を鈍化し、或は發汗に依つて水分その他の缺乏を來して、糞便が満足に排泄されないとすると、胃腸の機能を障碍し、その腐敗變性の際生ずる毒素は、吸收されて、或は脳の血管を膨脹させ、第一に四肢の神經中樞を冒して、四肢厥冷症を起し、足の故障は腎臓を障碍し、手の故障は足の障碍と共に肺臓と心臓とに影響する。即ち、心臓、腎臓、血管の機能不全は、萬病に發展する。又、朝食を攝つて、腎臓の作用を制限し、厚着をして皮膚の機能を阻害する時は、血液の淨化が完全に行われないから、このために血液中にも毒素が停滞する。而してこれが又疾病の原因をなすものである。即ち非常の物であつて、人体に停滞して禍なすものと云うのは、宿便と血液中に堆積する疲勞毒素と云うことになる。ここに於いて、宿便は萬病の基、足は萬病の基、皮膚は萬病の基、朝食は萬病の基等々と唱える所以である。この宿便を溜めない方法、血液中の毒素を完全に排泄する方法を指導するのが、西醫學健康原理とその實践である。

そこで、第四十二には皮膚を採り上げて

毛孔八毛氣能末乎泄之都々、常爾塞利屈末邪良之武。

けあなはも、ほのけの末を泄しつつ

つねにふさがりかごまざらしむ。

一首の意は、皮膚と云うものは、主として生活活動のために生じた毒瓦斯を排泄すると同時に、汗腺に依つて血液中の老廢物を濾過排泄する作用をなすものである。この兩作用を、ここでは毛孔と云う一語で代表させ、ほのけの末とは、瓦斯性老廢物と云うことである。勿論平常は、汗は自然に蒸發して居るから瓦斯体である。この排泄孔を閉塞すると云うことは、即ち身体の淨化作用を妨害するものであるから、常に閉塞しないように、皮膚機能を正しくせねばならぬと云うことである。皮膚に垢がついて、皮膚作用が著しく障碍される時に起るのが、發疹チフスであり、熱發に依つて、毒素が中和せられ、これが汗腺で分離せられ、汗の孔の閉塞を押し開いて出るのが發汗であり、かくして發疹チフスは治癒するのである。このことは、普通の感冒、その他の熱性疾患についても同様である。所謂体臭なるものは、この排泄する瓦斯性毒素の臭氣である。この毒素は、皮膚全体から出ること勿論であるが、特に蹠、會陰部等は、その排泄の甚だしい所であるから、毎日洗滌してその清潔を保つことは、重要なる健康法の一駒である。靴下、褌、ズロース等の常に清潔を保ち、悪臭の發散を豫防することの、健康上如何に大切なるかを知らねばならぬ。

素問生氣通天論に

「陽氣已虚、氣門乃閉。（註曰）氣門謂㆓玄府㆒也。所㆔以發㆓泄經脈營衛之氣㆒。故謂㆓之氣門㆒也。

讀み方―陽氣已に虚し、氣門乃ち閉ず。（註に曰く）氣門とは玄府を謂うなり。以て經脈營衛の氣を發泄する所、故にこれを氣門と謂うなり。

とあつて、經脈營衛の氣とは、血中の瓦斯性老廢物を出す所だから、これを氣門、即ち瓦斯の出て行く門と名付けたのである。

又、醫範提綱に

「毛竅發二泄蒸氣一。」

讀み方―毛竅は、蒸氣を發泄す。

とあり、毛竅《ケウ》は毛孔である。これは水蒸氣、即ち汗を出す所であると云う。汗腺は、蒸氣として泄すのが正常であつて、發汗することは異常、即ち一者を破ることである。故に、發汗に際しては、水分、塩分、並びにビタミンC（柿の葉の煮汁から）を補給せねばならぬ譯である。

第六十には

死人遠千爾取割屠和計、活在理説波安也奈之。

しに人を、千々にとり割き屠り分け

活ける理、説くはあやなし。

これは、現代醫學の肺腑を抉る痛烈なる批判である。死人を、いかに細く精緻に解剖して見ても、それは畢竟死人に就いての智識であつて、活人に對する智識を提供するものではない。解剖される屍体は、病死したものか、罪人である。健康体をその儘解剖することは出來ない。故に、屍体解剖の智識の上に建設した醫學は、結局に於いて、病人や罪人の醫學である。現代醫學が、西醫學に依つて、根本的に革命される素地は、ここにもある。

わが國において、解剖學の祖と云うべきは、杉田玄白である。玄白は享保十八年（西紀一七三三年）江戸に生れた。父は甫仙と云い、和蘭流の外科に秀で、若州酒井侯に仕え、祿二百五十石を領した。母は蓬田氏の女、娩蓐極めて重く、玄白生るるや母は死んだ。年甫めて十七、入才の頃、外科を幕府の醫官西玄哲に學び、又宮瀬龍門について經史を講ず。玄白二十二才の頃、同僚小杉より、京都に於ける山脇東洋、吉益東洞の諸家の古醫道を唱うるに憤慨し、前野良澤と共に蘭館に蘭醫バブルを訪い、和蘭醫學の精緻なるを知つた。

偶々明和八年（西紀一七七一年）三月四日、一婦人の屍体を小塚原に解剖するに及んで、醫學の眞髓は和蘭にあることを信じ、前野良澤、中川淳庵、桂川甫周、石川玄常、桐山正哲の諸家と共に、蘭人クルムスの解剖圖譜の翻譯を計画し、年を經ること四年、稿を易ゆること十一回、遂に安永三年（西紀一七七四年）秋八月に至り、解体新書四卷を刊行した。これが、わが國西洋醫學の始めをなしたものである。

次いで、宇田川玄隨は、桂川甫周の傳えた和蘭内科醫書に就いて、研鑚習讀十年を經て、遂に「西說內科選要」を著わす。これわが國和蘭内科醫書の嚆矢である。この書、大いに世に行われ、その所説に惑溺するものが多く、その後屍体解剖、病理解剖等が盛んに行われるようになつたから、權田先生は、これを慨嘆して、痛烈にこれを批判したものである。

第百四十四には

天乃火氣地乃水穀出納須、外爾養不物能阿良免也。

あまのほのけ、つちのみずあぢいれいだす

ほかにやしなふもののあらめや。

この歌の意は、天の火の氣、即ち新鮮なる空氣、地の水穀、即ち清良なる五穀蔬菜、肉類、食塩清水の外に、人身を養うものはないと云うことである。世に行われる榮養剤とか、ビタミン剤などのあるべき道理はない。これ等は皆空氣と食物との外に、これを求むることは、邪道であると云うのである。

素問藏氣法時論に

「五穀爲レ養。五菓爲レ助。五畜爲レ益。五菜爲レ充。氣味合而服レ之。以補レ精益レ氣。」

讀み方―五穀養を爲し、五菓助を爲し、五畜益を爲し、五菜充を爲し、氣味合して之を服し、以て精を補い氣を益す。

又、吉益東洞の藥徴、人參の條に

「養レ精以二穀肉菓菜一。是古之道也。未レ聞下以二草根木皮一而養中人之元氣上。蓋其說出レ于二道家一。所二雅言一。延レ命長レ壽。故立二元氣一以爲レ極也。秦漢以降。道家隆盛。而陰陽五行元氣之說。蔓延不レ可レ芟。醫道湮晦職此之由。豈可レ不レ歎哉。」

讀み方—精を養うに穀肉菓菜を以てするは、是古の道なり。未だ草根木皮を以て人の元氣を養うを聞かず。蓋しその說は道家に出ず。雅に言う所は命を延べ壽を長くすと。故に元氣を立つるを以て極と爲すなり。秦漢以降、道家隆盛して陰陽五行元氣の說、蔓延して芟《カ》るべからず。醫道湮晦職として（專ら）この由《イワレ》なり。豈に歎ぜざるべけんや。

と、草根木皮を藥劑とすることは、道家から出て居る。この草根本皮から、有効成分を純粋に抽出して製劑として用うるなど、邪道の極である。權田先生の卓見、誠に推奬せねばならぬ。西醫學の藥劑は、總て食物から採るものである。食べられない藥劑、それは人体にとつては、毒物に外ならない。これを以て疾病を治し、健康を建設することは出來ない。現代醫學研究の方向を、一八〇度轉回せしむる箴言と云わねばならぬ。而して、これは古醫道の思想である。

第百四十五は

皇神能正支方法乎本登之天、外國風母撰毘採倍之。

皇神の正しき法を本として
外國風《トツクニブリ》も撰びとるべし。

一首の意は、わが國の神代から傳わつて居る正しい醫學を本として、外國の善い所も、撰擇して採用せよと云うことである。外國文化が輸入せられると、わが國の醇風美俗もすべて捨て了つて、外國のものは善悪美醜の差別なく採り入れることを深く戒しめたものである。思うてわが國の現狀に至る時、轉た感慨無量である。甞て、菅原道眞（西紀八四五―九〇三年）は遣唐使に依つて唐の文物が盛んに輸入せられて居つた時「和魂漢才」の名句を以て、採長補短の見識を持すべきことを警めた。現今に於いて、わが國も、傳承の文明に、外國の勝れた文化を加え、再建日本の隆昌を計らねばならぬ。

私創始の西醫學は、その根本を日本古來の醫道を本として、歐米、中華、印度等、世界各國の醫術の粹を鍾めて大成したものであるから、この權田先生の歌の示す通りに、皇神の正しき法を本として、外國風の中で、その精髓を撰擇採用して、渾然たる一大体系の西醫學が大成されて居るのである。

三、西醫學健康原理の四大原則

佛國のリットレ・ヂルベール（Littré-Gilbert）は、その著わす所の醫學辭典（1936）に於いて

「醫術とは、健康を保持し、且つ疾病の治療を目的とする。」（Art qui a pour but la conservation de la santé et la guérison des maladies. 1936）

とあるから、醫術と云うのは、健康の保持と疾病の治療が出來なければならない。若しも、この二つの目的が達成されなければ、醫術とは云われない。現代醫學が、この二つの目的を達成し得て居るかどうかは、今更ここに取り上げる必要はなかろう。

西醫學は、拙著『家庭醫學實鑑』に、その定義を次ぎの様に下して居る。

「西醫學とは、自然事物の哲學であり、科學であり、宗敎であり、又技術でもある。即ち、保健療養上の根本原理を把握し、常に心身を一者となして、その均衡を保つ方法である。」

又、次ぎの様にも云つてある。

「西醫學とは、心身一者たる健康の色澤、九官が完全であつて、現在意識及び潛在意識共に

健全なる全機（生体として認められる事象複合が、常に全体として自己同一性を示し、外界内界の状況の變化に對應して、常に統一態を維持し、他から區別せられること）を有することが、他人に依つて觀測せられ、又自己に依つても認識せられ、四肢は對蹠的に均衡を備え、常に粗食を美味と感ずる一者たる心身を作り上げる方法を云う。」

ここに、九官とは眼、耳、鼻、舌、身、意の六識に、阿羅耶識（Alaya Cons.）、末那識（Mana Cons.）、並に庵摩羅識（Amala Cons.）の三識を加えたものである。

又曰く

「西医学とは、人間の皮膚（Skin）、栄養（Nutrition）、肢（Limb）、及び精神（Psyche）の四つのものを一者と観じ、各々これに過不及なく、常に生々たる元気を以て、天寿を全うする科学である。」

この、皮膚、榮養、肢、並びに精神の四つを、西醫學健康原理の四大健康素因、四大原則、又は單に四大則と云う。

私は、西醫學創始の初め、宇宙構造の深奥から、その森羅萬象の末に至るまで、これを解く鍵は、正三角四面体（Tetrahedron）なることを直感し、これにあてはめて考察する時、恰も闇夜に燈火を得た如く、總ての事象が明瞭に理解出來た。今西醫學の健康四大素因を、これに充てて説明しよう。第一圖に於いて（甲）は正三角四面体の平面圖、（乙）はその立面圖、

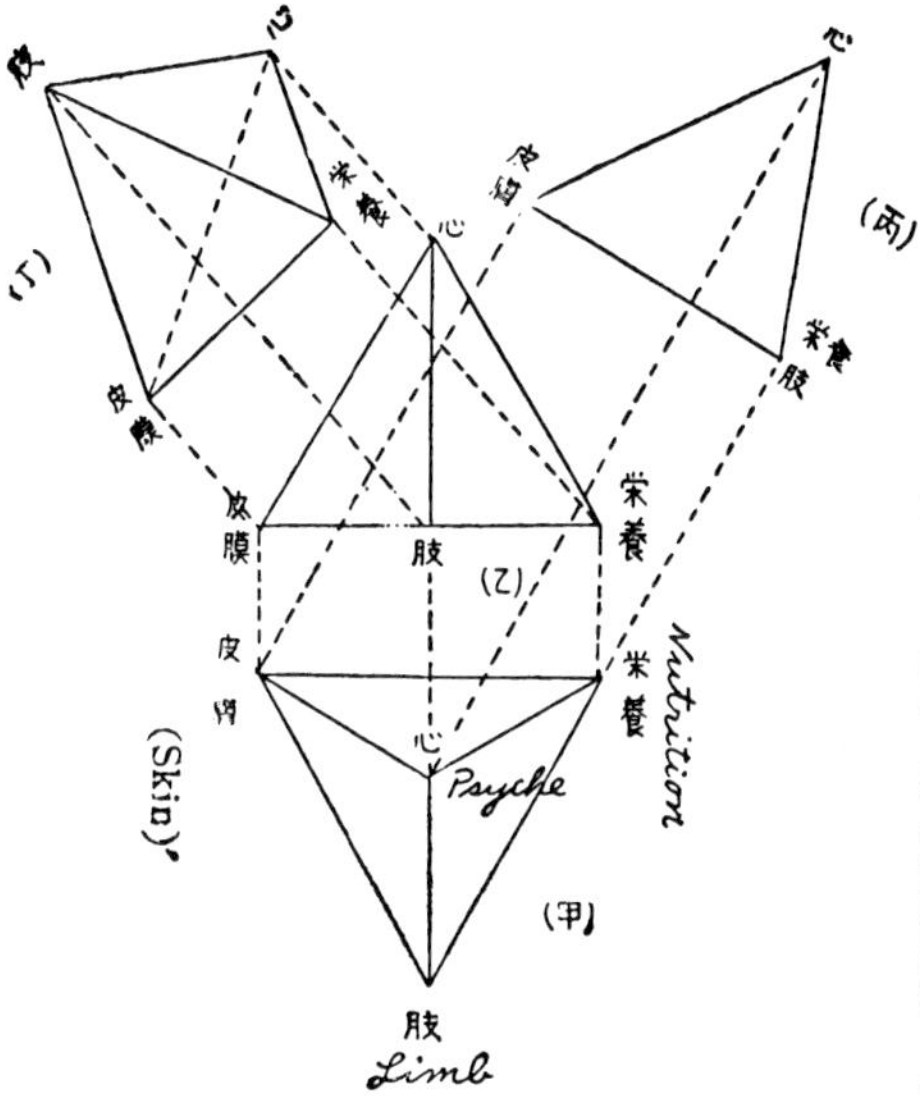

第　一　圖

西醫學健康原理の四大則

（丙）はその一面を投寫面に直角に見た時の立面圖、（丁）は（乙）を斜下方から見た立面圖である。

今圖（甲）に於いて、その底面の左角に皮膚、右角に榮養、下部の角に肢を充てはめ、心はこの皮膚、榮

養、及び肢の三要素を高所より監督統制する立場に立つ爲め、その頂に充當しなければならない。即ち、正三角四面体の四つの角は、かくの如くして健康四大素因を象徴するものである。(乙)、(丙)及び(丁)の圖に對するこれ等四大素因は、圖に於いて各その對應する所に記入してあるから、ついて研究會得されたい。

そもそも、われわれの健康なるものは、正しい皮膚(皮膚と各種粘膜とを總稱して)の正しい作用、榮養の合理的なる配合と調理、四肢の對蹠的均衡、並びに小事を忽にせず、大事を誤らず、常に正しい判斷力と思考力とを有する知性に滿ち、然かも常に清濁併せ呑む底の度量を兼備した精神の四つのものの正しい調和に依つて、始めて得られるものであることを知らねばならぬ。これを端的に表現するならば、皮膚は萬病の基、榮養は萬病の基、肢は萬病の基、並びに精神は萬病の基と云うことである。又これと逆に、皮膚は健康の基等の表現も可能なのである。

苟くも健康を論ずるからには、この皮膚、榮養、肢、並びに精神の四つに對して、正しい見解を示し、これを健康一者ならしむべき方法を具備し、その正しい實行に依るならば、必然的に病氣にも罹らず、病氣も治り、無上の健康生活を樂しむことが出來なければならぬ。

以下說く所の種々の方法は、畢竟如上の目的達成の手段に外ならない。

四、精神と肉体

古來、精神を重ずる唯心論に對して、物質を重んずる唯物論があるが、何れも誤りである。心身は一如なるべきが、自然であつて正しいのであるが、人類は高等なる發達を遂げた爲めに、九官の作用が完全であるから、自分と云うものを離れて、これを客觀的に見ることが出來る能力を馴致した。從つて、時に唯心的、又時には唯物的に考えることが出來るのである。然し、從來の研究は、この唯心論と唯物論との間には劃然たる區別があつて、これを統一する科學的根據が缺けて居つたために、唯心、唯物の二論は、所謂平行線であつて、その關聯を思出すことが出來なかつた。私は、西醫學創始の始めに於いて、保健療養の六大法則の第六、背腹運動を行つて、然る後、常住坐臥、良くなると思い、能くなると念じ、善くなると信ずることを提唱した。即ち、われわれが体液的にも、神經的にも中和の狀態にある時、「良くなる、能くなる、善くなる」と思い、念じ、信ずることは、健康的にも精神的にも、行爲的にも、不良がよくなることであり、無能者が能力者となることであり、道德的に不善が善くなることである。然らば、それがいかに科學的に說明されるか。

人体構成物質の中、水分を除くとその殘りの大部分は、蛋白質である。蛋白質は、極めて鋭敏に、体液の水素イオン濃度に對して、反應するものである。われわれの体液は、蛋白質を構成するアミノ酸の組成原子群に於けるカルボオキシール（COOH）基と、アミノ（NH_2）基との相互の釣合と解離作用とに依つて、七・二から七・四の間に於いて中性に保たれて居るのである。ここに七・二から七・四の範圍を示したが、これは人に依る相違であつて、同一人に於いては、七・二とか、七・三とかの一定値を保つて居るのである。私の体液は、いつ計つて見ても、いつも七・二六と云う値を示して居る。この正常値を、心身の普通の狀態で保ち得ないように、健康が大きく擾亂されたならば、ここに發熱、下痢、嘔吐、その他種々の症狀を顯わすのである。

第二圖は、肉体と精神との關係を示す心身感應圖であるが、その右側のカルボオキシール基は、酸性であつて、交感神經を代表する。即ち、水浴、脊柱運動、怒哀、不安、運動、肉食、泣く、下山等の心身の動作は、交感神經を緊張し、カルボオキシール基は増加するから、正常の体液の水素イオン濃度を保つには、これが解離しなければならぬ。即ち

$$COOH \rightleftarrows COO^{-} + H^{+}$$

となるのである。

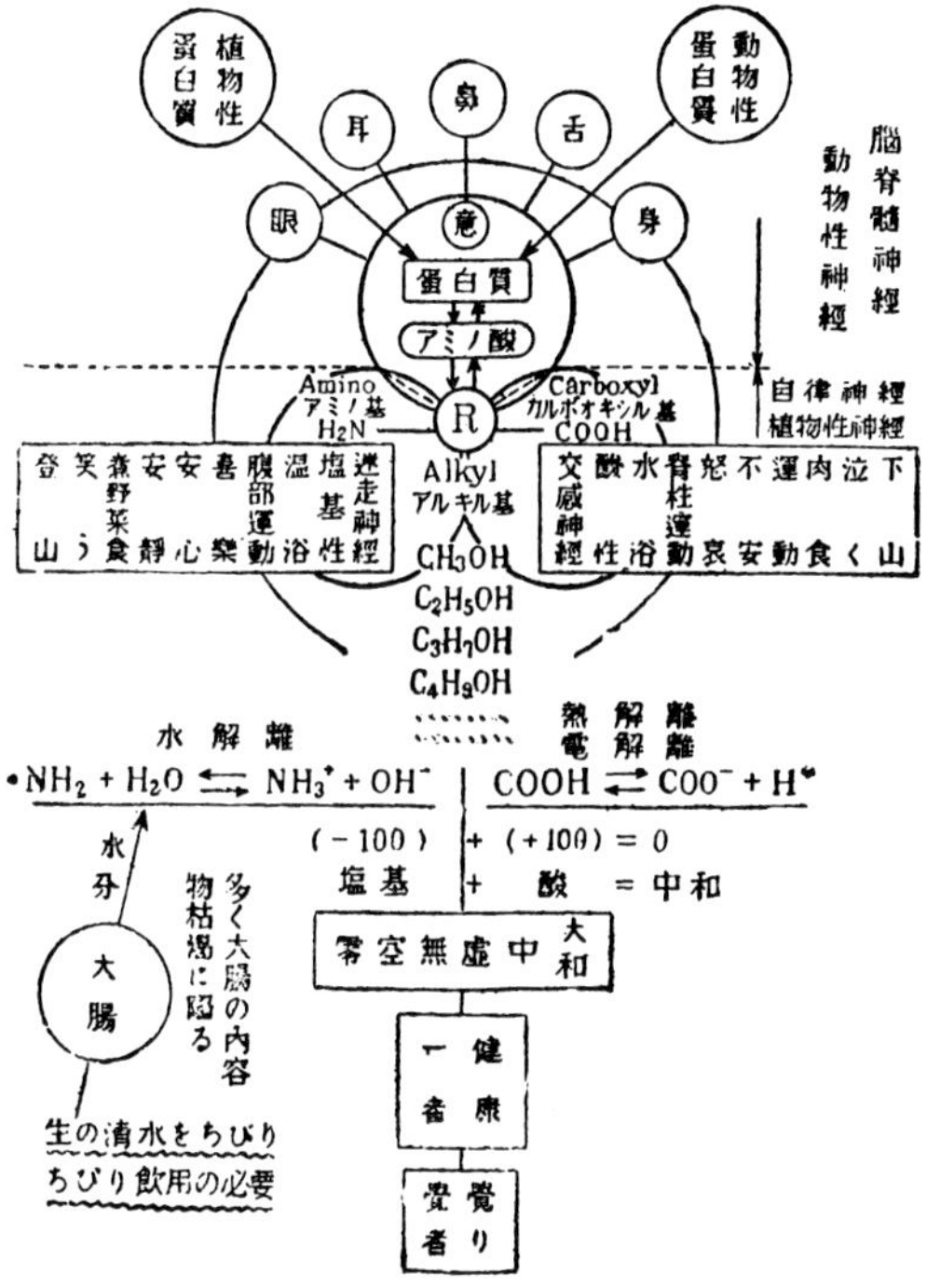

第二圖　心身感應分析圖

又、アミノ基はアルカリ性であつて、迷走神經を代表する。即ち、溫浴、腹部運動、喜樂、安心、安靜、煮野菜食、笑う、登山等は、迷走神經を緊張し、アミノ基が增加するから、これを解離しなければならぬ。カルボオキシール基は、熱或は電氣解離をするが、アミノ基は、水がなければ解離しない。そこで、大腸內の糞便から水分をとつて、次のようになる。

$$NH_2 + H_2O \rightleftarrows NH_3^+ + OH^-$$

この解離に用うるために、糞便から水をとるから、これを補充せねば、糞便は涸渴して便秘となる。これが、生の淸水を一分一瓦主義、即ち三十分おきに三十瓦宛飮む必要がある所以である。

このカルボオキシール基と、アミノ基との二つの原子群が環境に從つて或は解離し、或は結合して、交感神經と迷走神經とが、互に一〇〇％作用し、体液をその人の固有の正常値に保つのである。

われわれの生活環境は、自然生活とは大いにかけ離れて居るから、若しもその生活をあるが儘に放任せられて居るならば、折角自然に備わる身体器官の平衡作用に拘らず、時に酸性に傾き、時にアルカリ性に傾いて、中々中性となることが困難であるから、古來「人は病の器」と

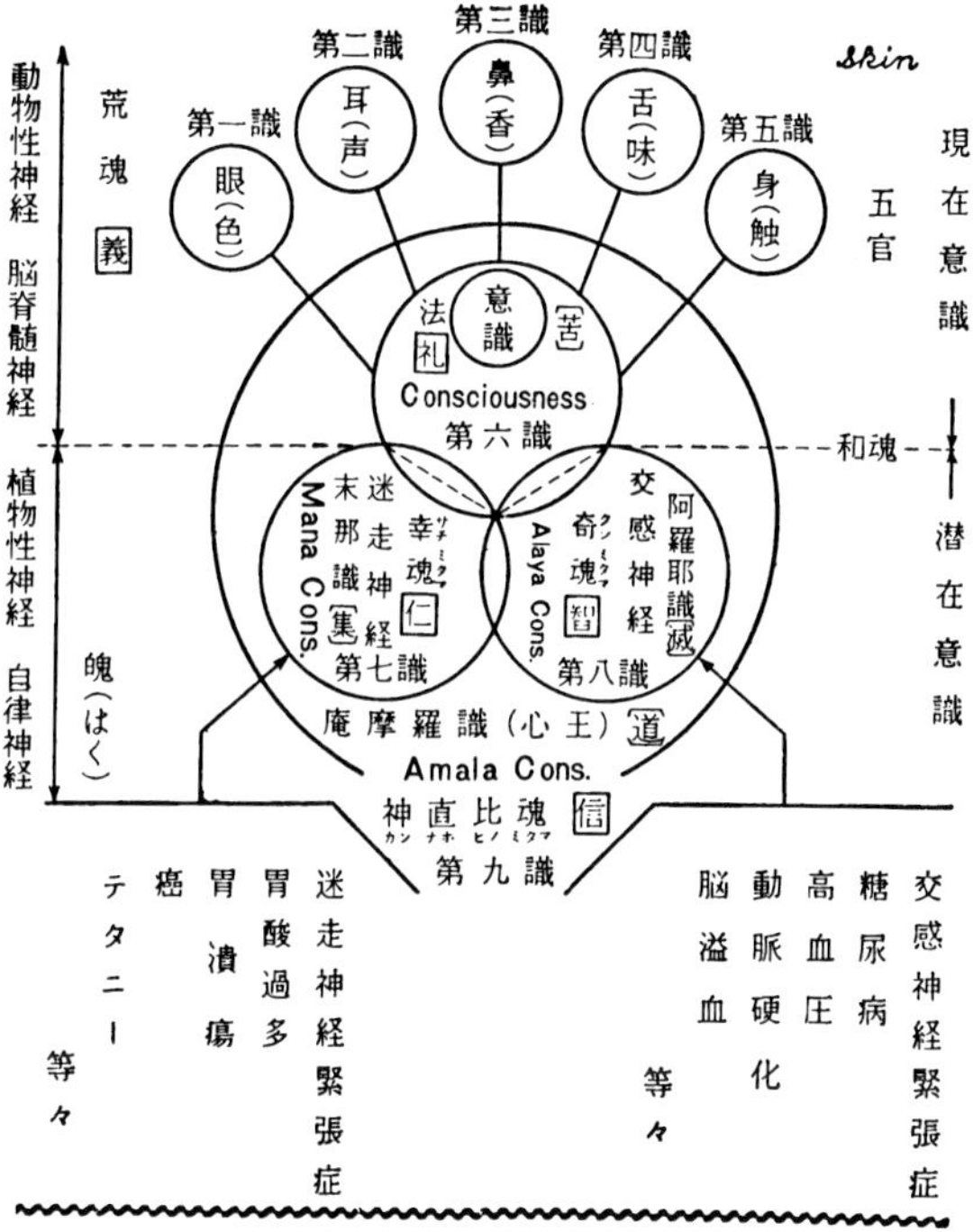

背と腹をともに動かし水飲みて
よくなると思う人はすこやか

第三圖　精神分析圖

なるのである。ここに於いてか、われわれの生活環境、即ち皮膚、榮養、肢、並びに精神への影響する種々相を規正して、常に完全なる中性の蛋白質を作つて行くことが、健康法の指導であり、正しい醫療でもあるのである。即ち、健康法の指導や、正しい醫療はわれわれの生活環境を改善して、常に体液を中和に保ち、疾患を未然に防止するものでなければならぬ。

第三圖は、人間精神分析圖であり、動物性神經たる眼耳鼻舌身意と、植物性神經なる交感迷走兩神經の相關關係を示すものである。

五、症状即療法

英國著名の醫師であるトーマス・シデナム（Thomas Sydenham, 1624—1689）は
「疾病とは、有害なる素因を驅逐するために、自然の採用する方法である。」（Disease is a process adopted by Nature for driving out noxious principle.）
と云つて居る。即ち、体内に外部から這入つて來た、或は内部的に生じた有害なる素因を驅逐するために、われわれの身体に具わる自然の良能が採る方法であるから、これが療法であるのは明かである。

例えば、食べたものが悪かつた。これをその儘にして置くと、身体を害するから、出來るだけ早くこれを体外に排泄する方法、それが嘔吐であり、下痢であるのである。又、体内の組織、或は血液、若くは淋巴液の中に、細菌とか毒素とかが殖えると、身体を害するから、血液の循環を旺盛にし、早くこれを消毒して体外に出そうとするのが、發熱と云う症状である。この毒素の排泄に、本來の道、腎臓を使用すると、その腎絲毬体を傷めるから、これを皮膚から出そうとするのが、發疹である。即ち、發疹も發熱も、何れも病氣ではなくして、有害なる毒

素とか細菌を驅逐するために、自然が採用する療法なのである。

尙書には

若藥弗ニ瞑眩一厥病弗レ癒。

讀み方―若し藥瞑眩《メンケン》せざれば、その病癒えず。

申鑑には

藥瞑眩以瘳レ疾。

讀み方―藥瞑眩し、以て疾を瘳す。

孔子傳には

服レ藥瞑眩極其病乃除。

讀み方―藥を服し、瞑眩極つて、その病乃ち除かる。

とある。ここに瞑眩と云うのは、症狀のことである。藥と云うのは、單に飲んだり、つけたりする藥だけでなく、食物も、色々な操作も、又先輩知友の戒告等も、皆藥と云うのである。例えば、發熱に際し脚湯をやることは、藥であつて、このために發汗するのは瞑眩であり、發汗すれば下熱して、病氣が治るのである。即ち「藥瞑眩し、以て疾を瘳す」のである。若しこの

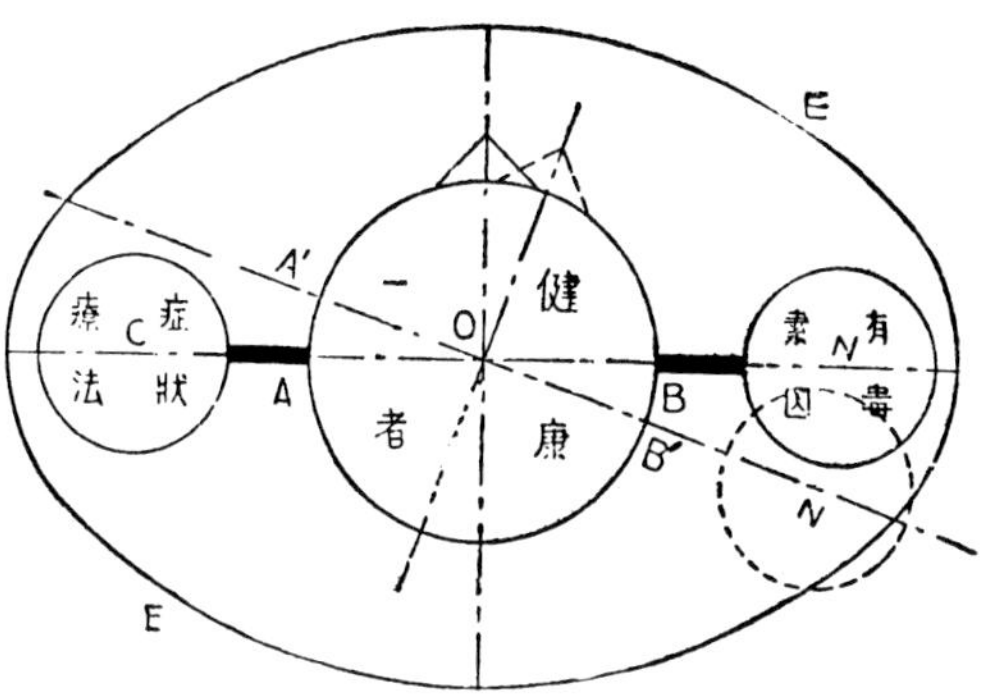

第四圖　症状即療法圖解

場合、發汗しなければ、「藥が瞑眩しないのだから、その病が癒えない」のである。

第四圖に於いて、中央のOなる大きい圓は無病健康を表すものであつて、一者をなす完全なる心身であるとする。この完全なる健康は、頂部の三角が垂直であつて、ABなる直徑が水平でなければならぬ。かくの如き健康体も、人間生活の不自然に依つて、例えばNなる有毒素因が、侵入したならば、ここに健康は阻害せられて、A′B′の方向に傾斜しようとする。こう云う場合は、生体の生存が危險に瀕するから、ここに自然の良能はCなる症状を顯わして、これを矢張りもとのABなる水平の位置に保とうとするのである。即

ち、Nなる有毒素因（病原）を持つて居る生体は、何うしても、Cなる症狀を起して、これに對抗させねば、生存が不可能になるのである。故に、西醫學的見解に依れば、Nなる有毒素因が—それは大小種々あるが—生体に侵入した時は、これに對抗するCなる症狀を發して、均衡を保つて居るのであるから、この場合、この人はN及びCなる二つの相對抗する二つのものを有した狀態に於いて、一者であるのである。而して、Cの大いさは當然Nの大いさに匹敵するものであつて、Nより大きくもなく、勿論小さくもないのである。

例えば、Nなる有毒素因が結核菌である場合、それに對抗するCなる症狀は、或は發熱であり、咳嗽であり、喀痰であり、空洞であり、時に喀血を伴うものであろう。それは、その時のNなる結核菌の狀態に依つて、自然の良能が發揮する最良の對抗手段である。例えば、發熱三十九度が續くならば、その三十九度が續くことに於いて、結核菌に對抗して居るのであるから、三十八度五分ではその場合不足であり、これを下熱劑などに依つて、人工的に下げることは、Cの大いさをNに均衡する大きさより小さくすることであるから、生体はABなる均衡した位置から、A'B'の生存を脅かす危險な狀況に追い込まれるのである。即ちこの際の三十九度の發熱の繼續して下らないのは、悲しむべき現象ではなく、喜ぶべき事象であるのである。

併し、この發熱の繼續は、Nなる結核菌の征伐には必要缺くことが出來ない對抗手段ではあるが、このために生体に悪い影響を與えることも考えられる。それを研究すると、体温の上昇に依つて、水分が蒸發する。ビタミンCが破壊される。又盗汗《ネアセ》でもあれば、水分と塩分とビタミンCとを失う。水分の不足は、グアニヂンを堆積して尿毒症の原因を作り、塩分の不足は、一方に於て足の神經炎から足の故障を起し、他方に於ては、胃塩酸を缺乏せしめて消化不良を起す。又ビタミンCの不足は、組織を脆弱ならしめ、壞血病の原因をなす。これ等の障碍は、發熱に伴う第二義的に生ずる副作用であり、結核征伐の勢力を減殺するものであるから、これを常に補充して、生体の勢力を維持せねばならない。そうすることに依つて、その生体は、Nなる有毒素因と、Cなる症狀を含めたEEなる楕圓形は、その場合の一者としての健康体であるが、勿論Oなる一者健康体とは異るものである。而して、この楕圓形の歪められた健康体も不足なるものを補充して一者を保ちながら、靜かに症狀の効力發揮を待つて居るならば、やがてはNなる有毒素因は、症狀に依つて征伐せられ、その勢力を減退するから、これと對抗して居つた症狀もそれに從つて輕減して行き、遂にNが全く驅逐されて零となつた時、症狀もその聖なる任務を終了して、ここに解消し、固の眞圓なる一者なるOの健康を回復するのである。

これを、西醫學の症狀即療法の原理と云うのである。これがよく理解されるならば、その發現する症狀がいかなる種類のものであろうとも、平然として經過せしめ、速かにもとの健康体に回復することが出來るのである。

吉益東洞著「古書醫言」の中に於いて

「瞑眩人人皆異。千變萬怪不レ可二名狀一也。故藥中二肯綮一毒不レ解則藥終弗二瞑眩一也。毒解則藥忽瞑眩也。或有下瞑眩數十日絕食羸瘦將レ死而毒盡頓快者上也。或有下瞑眩數死數蘇而毒盡漸治者上也。是皆軀不二自爲一レ之者矣能得レ知焉。故日此語易レ讀難レ行也。醫術習熟在レ茲。醫術習熟在レ茲。」

讀み方―瞑眩は、人々みな異なり、千變萬怪名狀すべからざるなり。故に、藥肯綮に中るとも、毒解せざれば則ち藥終に瞑眩せざるなり。毒解すれば、則ち藥忽瞑眩するなり。或は瞑眩數十日、絕食羸瘦して將に死せんとして、毒盡きて頓《ニワカ》に快くなるものあり。或は、瞑眩數々死し、數々蘇《ヨミガエ》り、毒盡きて漸《シズカ》に治るものあり。これみな軀自らこれを爲さざれば、矣《イズクンゾ》ぞよく知るを得ん。故に日く、この語讀み易く行い難きなり。醫術の習熟ここにあり、醫術の習熟ここにあり。

とある。反復味讀して、その深意を悟らねばならぬ。

六、食餌に關して

水野南北著「相法修身錄」の冒頭南北相法極意拔萃自序に曰く

「夫人は食を本とす。假令《タトイ》良藥を用ると雖、食不作《ナサザレ》ば、性命を保事不能《タモツコトアタワズ》。故に良藥は食なり。予數年相業《ソウギョウ》を作《ナス》といへども、食の貴き事を不知而《シラズシテ》人を相するに、貧窮短命の相ありといへども、福有にして長命のものあり。又富貴延命の相有と雖、貧窮にして短命の者あり。此故に、相して吉凶を辯ずるといへども、明白に定むることあたはず。是皆食の愼《ツツシミ》と不愼《ツツシマザル》とに有事《アルコト》を漸く爰《ココ》に覺《オボエ》。而後《シカルノチ》人を相するに、先《マズ》食の多少を聞事《キクコト》に依て、生涯の吉凶を辯ずるに、萬に一失なし。故に、是を予が相法の奧意と定む。」

とある。相貌は、これを天に享けるものであるけれども、爾後の攝生に依つて、これをいかようにも變えることが出來る。即ち、貧窮短命の相があつても、食を愼むものは、福有にして無病長命となり、たとい富貴延命の相あるものも、食を愼まず大食美食するものは、貧窮にして病身短命となると云うのである。

古來「命は食にあり」と云つて、食せざれば、生命を保つことは出來ない。又一方には、「腹八分に醫者要らず」と云う諺もある。西醫學健康原理の四大則の第二は、榮養である。榮養の正しい指導が、いかに健康に影響するかと云うことは、ここにいかに強調しても、強調し過ぎてその度を越すことはない。

然るに、近代榮養學はカロリー説である。啗漠然と、日本人は一日平均二四〇〇カロリーを要すると云う。若しも、われわれが毎日缺かさず二四〇〇カロリー宛を攝つたならば、一月ならずしてわれわれは病氣に罹り、食欲不振や下痢を起して、天はその食量の過剰を警告するであろう。

食餌は、われわれが人間生活をして居る以上、蛋白質、炭水化物、脂肪、リポイド（類脂肪体）、無機塩類、ビタミン、水の七大榮養素を含有する食品を、適當に配合しなくてはならない。その攝取量は、乳汁一瓦の榮養價を一ネム（NEM—Nutrition—Equivalent—Milk）とし、これが腸の内面積一平方糎に對する所要量で決定する。各年齢に應じて、必要なる一日の榮養量をネムの單位を以て示せば、次ぎの通りである。

第一表　腸の内面積一平方糎に對する榮養量

一年未滿の乳兒	〇・五ネム

二　年　兒	〇・六ネム
十一、二歳前後	〇・七ネム
成人の坐職者	〇・四ネム
成人の勤め人	〇・五ネム
成人の筋肉勞働者	〇・六乃至一・〇ネム。

腸の内面積は、坐高（腰掛けて、腰掛の上面から頭の頂邊まで）を糎で計つて、それを自乘すればよろしい。例えば、年齢三十二歳の婦人で、体重四九・五キロ、坐高八二糎の人の腸の内面積は

82cm×82cm＝6724cm²（平方糎）

であるから、所要榮養量は一平方糎當り〇・四とすれば、二六九〇ネムとなる。この榮養量を三ヶ月續けて、標準体重に増減がなければ、その婦人の消化吸收能力は、正常であると見られるのである。若しも、この榮養量で段々体重が減少するならば、それは腸の消化吸收能率が低いのだから、斷食療法とか生食療法に依つて、宿便を排除しこれを正常に回復せねばならぬ。

因に、一大カロリーは一・五ネムに相當する。

こう云う計算は、面倒だから、一般には朝起きた時、手を握つて見て、腫れぼつたければ、榮養が過剩であるから、これが腫れぼつたくなくなるまで、減らさねばならぬ。若しも、握力計があるならば、夜就寢に先つて、握力を計り、朝目が覺めたら又直ぐ計つて、朝の握力が、夜の握力の値の八〇%迄は差支えないが、それ以下であると、榮養過剩であるから、食餌の減少を計らねばならぬ。

病者が健康を回復する場合、この食餌をすすめる按配が極めて大切であるから、西醫學醫、西醫學範師、並びに指導實踐者の最も留意し指導しなければならぬものの一つである。

われわれは、「食わない樂しみを樂しめ」とは、私の常に提唱する所である。小食になれば、便通も正常となり、疲勞も少く、食後の居睡などの不体裁もなくなる。諸士は、小食を樂しむことに、修練を積まねばならぬ。

第二編　實踐各論

一、西醫學保健療養の六大法則

人間の骨骼、筋肉、神經、血管、內臟などをよく研究して見ると、他の脊椎動物のそれと殆ど變る所なく、等しく四足で水平に步いて居たものと想像出來る。そして、脊柱も亦他の四足動物のそれと同じく、梁として設計されたものであると認められる。從つて、脊柱を梁として役立てる限り極めて理想的な構造であるが、われわれ人類は、進化の途上に於いて直立した爲、梁として設計された脊柱を柱としての職能を持たせるに至つたから、ここに於いて脊柱の構造上力學的に、種々の故障を生じ、各種の疾病が、われわれを見舞うようになつたのである。然しながら、この直立したために、腦髓は鬱血することなく、その血液循環が常に正常に保たれるから、それが異常の發達を促し、ここに萬物の靈長として、絢爛たる人類文化が建設せられるに至つたのである。ここに至るためには、脚が主として移動器官となり、手がこの任務から開放されて、種々高等なる作業に服するようになつたことも、大いにあずかつて力があつたのである。その他、人類の文化生活には種々不自然なる制約があつて、われわれの健康生活を常に脅威して居る。これ等、人間生活の不自然に對して必然的に生ずる心身上の違和を、常に矯正して、その健康を確保せんとして考案されたものが、西醫學健康原理の中、保健療養の六大法則と云うものである。即ち第一平牀寢台、第二硬枕利用、第三金魚運動、第四毛管運動、第五合掌合蹠、並びに觸手療法、第六背腹運動の六つがこれである。

この六大法則は、保健療養の基本であり、人間文化生活に依る不自然矯正の妙法であるから、日常これが實行に努めなければならぬ。

（一）平牀寢台

寢台が發條《スプリング》や、綿毛でふわ〳〵して居たり、寢床の敷蒲團が厚くて軟かいものであつたりする代りに、なるべく硬くて、平らな平牀を用いる方針のこと。掛蒲團は寒くない程度にし、發汗したりしないように、厚くないのがよい。仰臥して就寢中常に用いること。

平牀は、重力に對して、最も安定した平面であるから、これに寢むときは、全身が安靜に休

第五圖

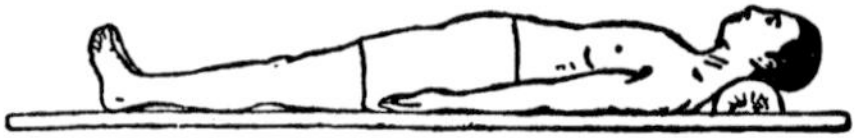

平牀寢台

養することが出來ると共に、直立したための脊柱の前後左右の不整歪曲が矯正せられて、正しい姿勢を確保することが出來る。脊柱は、直立した時にこそ、自然の彎曲が必要であるけれども、仰臥する時は、これは本來の一直線となるべき筈である。

又、平牀の硬さは、皮膚と肝臟との機能の鈍重を防ぎ、皮膚に淺在する靜脉を鼓舞して、血液の歸路循環を全からしめる。從つて、腎臟の機能も亦、これに依つて活潑となり、晝間の活動に依つて生じた老癈物を容易に處理することが出來るであろう。

又知覺神經も適正となり、腸管も亦麻痺することがないから、便秘を防ぎ、その上腸と密接な關係にある腦をも、常に明快に保つことが出來るのである。

實行の第一歩としては、金魚運動に依つて先ず仰臥の習慣を作り、今迄數蒲團を三枚敷いて居つた人は二枚に、二枚の人は一枚に、一枚の人は毛布一枚位にすると云うように、次第にうすく硬くするように心掛け、漸次平牀を利用するように努力すること。但し、疊の上に直接寢ることは、疊が熱を奪つて冷えるから、こう云う場合は毛布の下に紙帖か新聞紙二枚位を敷くようにすること。すぐに馴れるから、馴れたら今迄の蒲團やスプリングの寝台は具合が悪くて、よく寝られなくなるものである。

（二）硬枕利用

枕の大きさは、本人の薬指の長さを半徑とする丸太の二つ割。頸椎四番を中心に丸味の方を頸部にあて、仰臥して就寢中常用。

前述の如く人類は進化の途上、四這いの姿勢から直立姿勢をとるようになつたため、重力の關係から、先ず頸椎骨の第一番と第四番に副脱臼を起し易くなつた。そのために、耳鼻咽喉や歯の疾病や、氣管支の炎症等を誘發するのである。硬枕は、これ等の疾病を豫防し、且つ治癒せしめると共に、頸椎全体の副脱臼や、肩のこわばりを治癒し、又これを防止するものである。

又、硬枕によつて小腦や、延髓の機能が完全に働くようになるから、身体各部、特に手足の神經の麻痺が防がれる。

第六圖

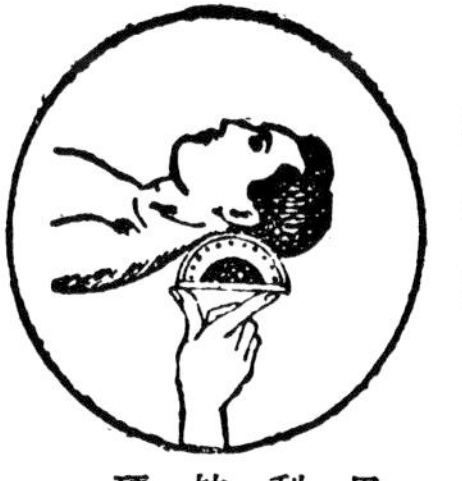

硬枕利用

初めて硬枕を利用する人は痛かつたり痺れたりするのが普通であるが、その時はタオル類を載せて用い、追い追い取り除くようにし、次第に直接頸部に當てても心地よく寝られるよう努力する。最初は十分でも二十分でも利用し、他の柔かい枕と取換え、次第に就寝中常用する。

硬枕は、或る意味に於いて健康診斷ともなるもので、硬枕を利用して痛さを感じる人は、腸内に無用の古便の滯留している證據であり、どこかに故障のある人であり、そして又、その痛さに堪えて硬枕に馴れることは、その故障を治す方法でもある。

(三) 金魚運動

仰臥して身体をなるべく一直線に伸し、足先を膝の方へ直角以上に反らし、兩蹠面を一平面上にあるようにし、兩手を組んで頸椎四番五番の邊にあて、兩臂をはつて開き、魚類の泳ぐ眞似を素早く行うこと。朝夕一、二分間宛。

平牀によつて脊柱の前後の副脱臼を矯正し、硬枕によつて頸椎の彎曲を生理的に確保した我々は、更に金魚運動に依つて脊椎の左右の副脱臼を矯正せねばならぬ。そして脊髓神經の派出孔である椎間孔の歪みを整え、脊髓神經に對する壓迫や末梢神經の痲痺を除き全身の神經機能

第七圖　金魚運動

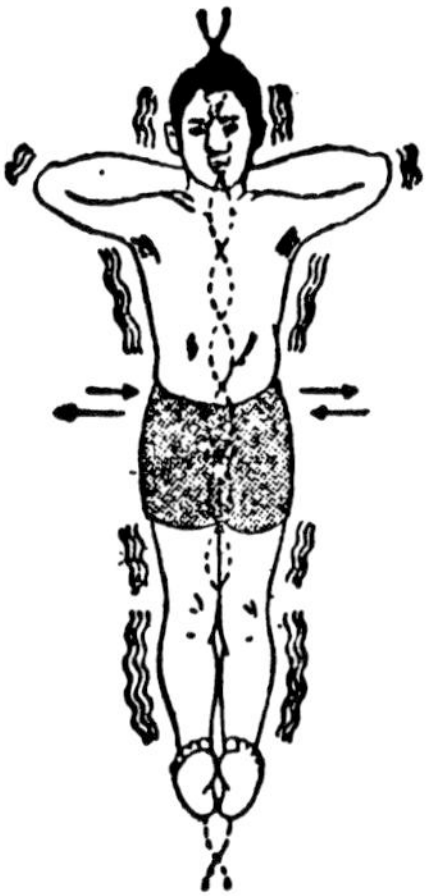

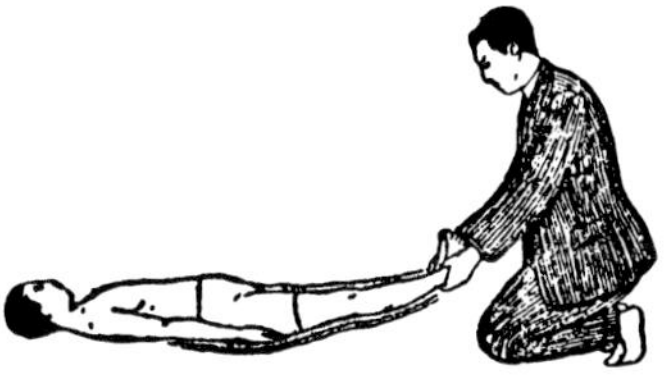

を整正し、血液の循環を順調にせねばならぬ。金魚運動は又、腸管の内容を均等にして、腸の捻轉や閉塞を豫防し、腸本來の機能を生理的に促進する外、職業やその他の運動や勞働等によつて、惹起される左右神經の違和を平等にして、生理的にも左右の平衡を招來し、やがては心身の平衡をも具現するものである。

本格的な金魚運動をするには、先ず四肢を自由に放り出して全身の力を抜き、完全な弛緩の狀態となるか、又は松葉杖に依つて、脊柱の歪をとつて、そのまゝ腰部で調子をとつて金魚運動をする。それが手際よく出來るようになつて後、本格的な金魚運動に移るのも一方法である。

他人に金魚運動を施して貰う時は、圖のように足首を持つて左右に振動して貰う。この際硬枕は使用せぬこと。術者は被術者の足蹠を体につけ、自分の体ごと動かすようにするとよい。特に腸及び骨盤を整える爲に、立膝をして本人或は術者が膝を交互に鼻につける位に倒すのを膝立金魚と云い、幼児の場合に、腰を兩側から持つて左右にゆするのを腰金魚と云う。

(四) 毛管運動

先ず仰臥の姿勢となり、硬枕を頸部に當て、手足をなるべく眞直に伸して垂直に擧げ、蹠を出來るだけ水平にし、この状態で手足を微動させること一、二分間。朝夕一回宛。

西醫學健康原理は、凡て東西古今の醫學や、科學や哲學を基礎として創案されたものであるが、その中で唯一つ血液循環論だけは、舊來の學說を敢然と排し、血液循環の原動力は心臟にあらずして、動脈と靜脈とを結ぶ毛細血管にありと提唱するのである。

五十一億本の人体の全毛細管のうち、三十八億本が分布されている四肢を擧げて微動することの毛細管現象發現運動、即ち略して單に毛管運動と云うのは、先ず四肢の靜脈瓣を整正して、靜脈血の還流を促し、また淋巴液の移動、及びその新舊交代を活潑ならしめ、加うるにグローミューの活動、再生を促し、老衰を防ぐ。更にこの毛管運動によつて、動脈血が身体の各器官へ吸引されてゆくから、全身の血液循環が生理的に行われるようになり、これに依つて鬱血が除かれるから循環系統の諸病を治癒し、又豫防するのである。毛管運動は又寄生蟲や、細菌類の侵入し易い手足の皮膚機能を完全に働かせて、これらの侵入を防止する。足は人体の力學的基礎であつて、從つて足は萬病の基と云われるが、毛管運動は、その足を生理的に健全ならしめる運動である。この運動の前に、足先きの扇形と上下運動を行うことは、足を一層完全にするものである。

第八圖

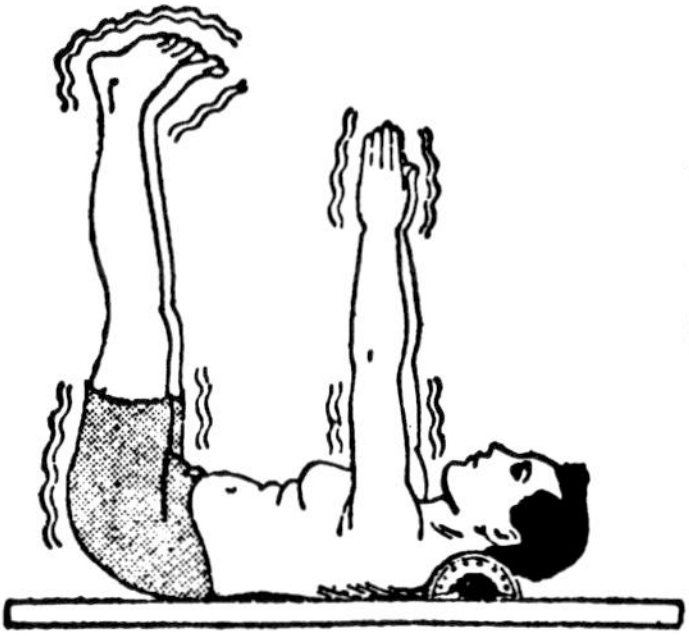

毛　管　運　動

この血液循環の原動力は、毛細管にありとの學説より、西醫學に於いては、血壓理論に於いても亦獨自の見解を發表し、最大血壓と最小血壓、及び脈壓の比は、三・一四と二と一・一四であるべきことを、高等數學を以て證明してある。（最大：最小＝$1:\frac{7}{11}$）。

下肢を眞直ぐに擧げることの困難な人は、先ず下肢を左右に百度位開き、そのまゝ上に擧げ、途中適宜のところで力を入れて脚を眞直に伸し、そして徐々に眞直に擧げるよう練習してゆく。兩手兩足の間隔は、大体肩幅程度とする。毛管運動が終つたなら、そのまゝ足を上方に垂直のまゝで、空中に向いあつた馬と云う字を書く練習をすると尚お良い。

（五）合掌合蹠並びに觸手療法

1、合掌四十分行

手の五本の指を密着させて、掌を合せ、左右各五本の指のうち、中指は少くとも第二節まで、その他の指は第一節までを、互に離れぬように密着させ、出來るだけ眞直に、顔面の高さに合掌すること連續四十分間。一生一回。

この行は、爪廓と手掌の毛細血管蹄係の捻轉を整えて、その血液循環を最も完全にし、体内新陳代謝作用を始め、生產機能全般の平衡を招來して、疾病を治す手掌を獲得せしめる。

これが所謂ギリシヤの神文、「合掌して按手すれば萬病を癒す」ところの手をつくり、ローマの神咒「合掌は神に通ず」るの手をつくり、又禪家の「隻手音聲」を發する手をつくるもの

第九圖

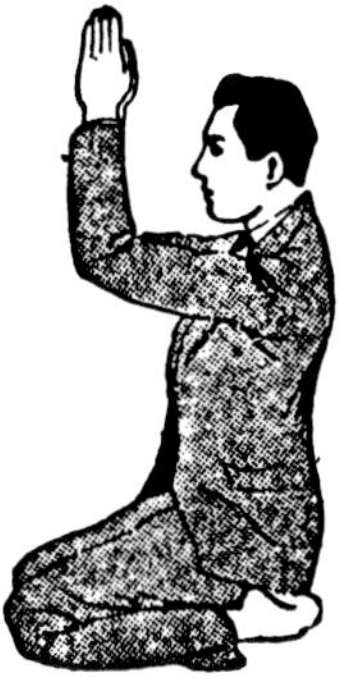

合掌四十分行

である。この手掌を以て、第一平牀より第四毛管までの方法に依つても治らない疾患部を觸手して、これを治癒に導くのである。毎日五分間位の合掌は、その日の無病息災を保證するものである。

他人に觸手療法を行うには、病者に血液循環の完全に行われるような姿勢をとらせ、四十分行を行じた手掌をもつて、先ずその手足や身体の不整を正し、然る後に患部に觸手を行い、更に指頭壓を施して、自然の良能を啓き病苦を治癒に向わせるのである。

凡て觸手療法を行う際は、先ず手の毛管運動を行つて然る後に着手すべきで、又觸手療法を行つた後は、兩手を下方に垂れ三、四回振り所謂封じて置く方がよい。

四十分行を行じた手に、更に毛管運動を行う時は、その手自らは病原や患部を見出す特殊な力を具現するに至るものである。他人に觸手療法を行うときは、甚だしく術者の精力を消耗するものであるから、萬止むを得ない場合の外は行わないがよかろう。

又食事毎に一分十五秒以上の合掌行を實行すれば、体液は酸塩基の平衡狀態となり、食物の中毒を防ぐことが出來る。

2、合掌合蹠

掌を合せる合掌法に對して、蹠を合せる合蹠法と云う運動がある。これは兩足の蹠を合せ、凡そ足の長徑の一倍半の距離を合蹠のまゝ前後に七、八回乃至十二、三回動かし、然る後二、三分間合蹠のまゝ、靜止する方法である。

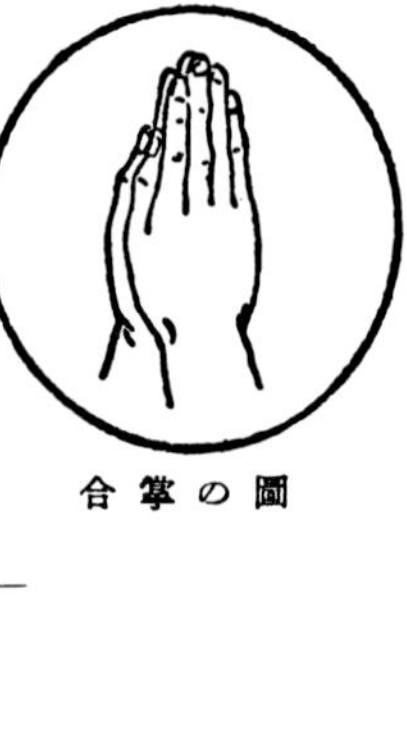

第十圖　合掌の圖

この場合合掌も同時に行う。特に姙婦が、朝夕一分半の合掌合蹠法を行うことは、安産に最も効果的であつて、殊に胎兒の位置が正常となり、これ迄難産ばかりしていた人々が、等しく安産されるのには、体驗者の異口同音に推奬するところである。（第四二項參照）

（六）背腹運動

背腹運動には、準備運動と本運動との二つがある。

1、準備運動十一種（約一分）

第十一圖　準備運動十一種

常に頭の直立を基準として行う。

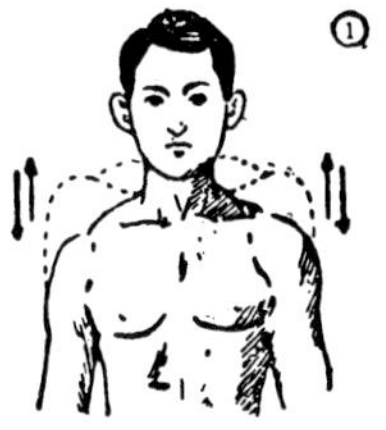

① 兩肩を同時に上下すること十遍

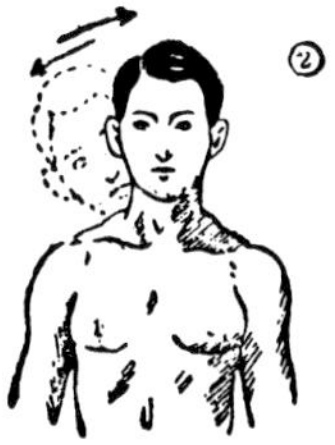

② 頭を右に傾けること十遍

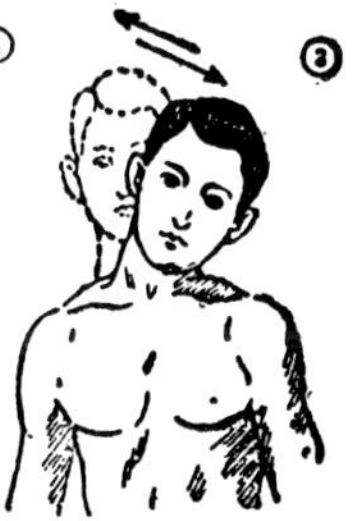

③ 頭を左に傾けること十遍

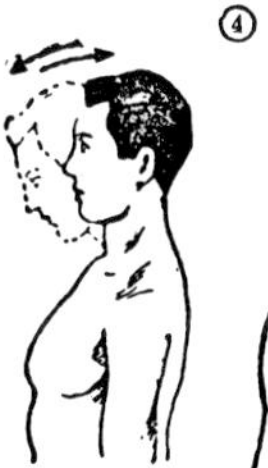

④ 頭を前に傾けること十遍

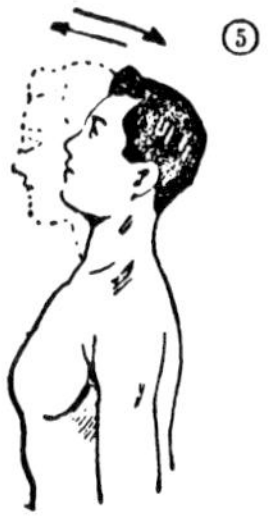

⑤ 頭を後方に傾けること十遍（顎を引いたまま）

第十一圖（續き）

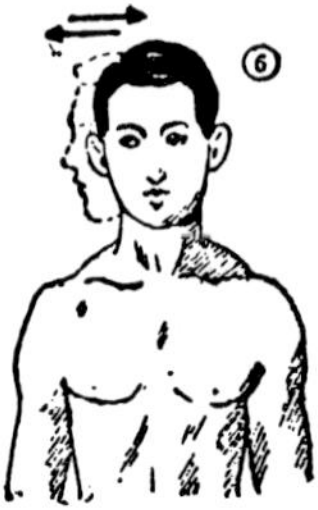

⑥ 頭を右後に廻すこと十遍

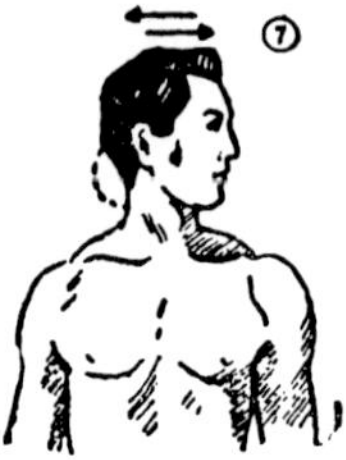

⑦ 頭を左後に廻すこと十遍

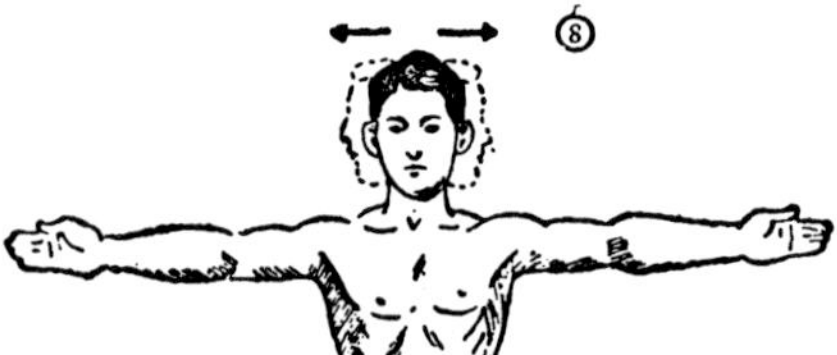

⑧ 兩腕を水平に伸し、頭を右と左に廻すこと一遍宛

第十一圖（續き）

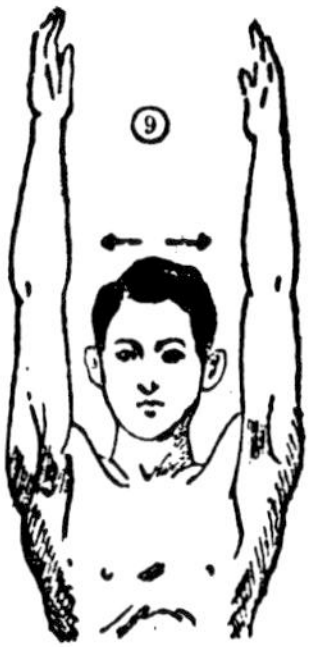

⑨ 兩腕を垂直に擧げ頭を右と左に廻すこと一遍宛

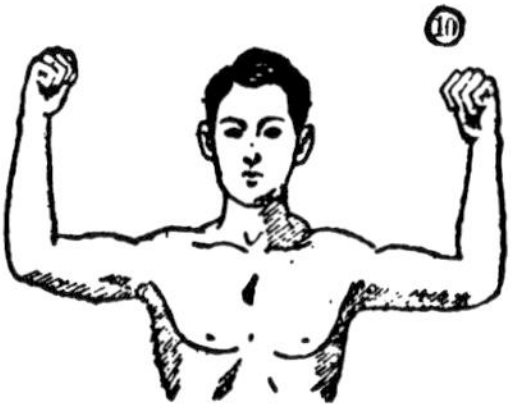

⑩ 兩腕を上に擧げた儘、拇指を出來るだけ深く掌中に屈し入れ、他の四指を以て拇指を押えつける樣に握り、拳を握つた儘腕を直角に曲げ、肘を水平に落す。

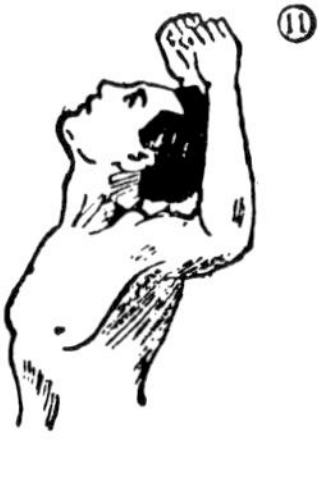

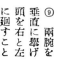

⑪ ⑩の狀態にて上膊を水平の儘後に引くと同時に、頭を後に反らし、顎を上に突き擧げる。

以上十一種の準備運動終了後は、力を抜いて掌を開き、兩手を靜かに膝の上に載せて、次の背腹運動をする。

2、背腹運動（十分間）

第十二圖　本運動（左右搖振と腹部の運動）

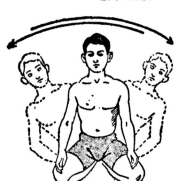

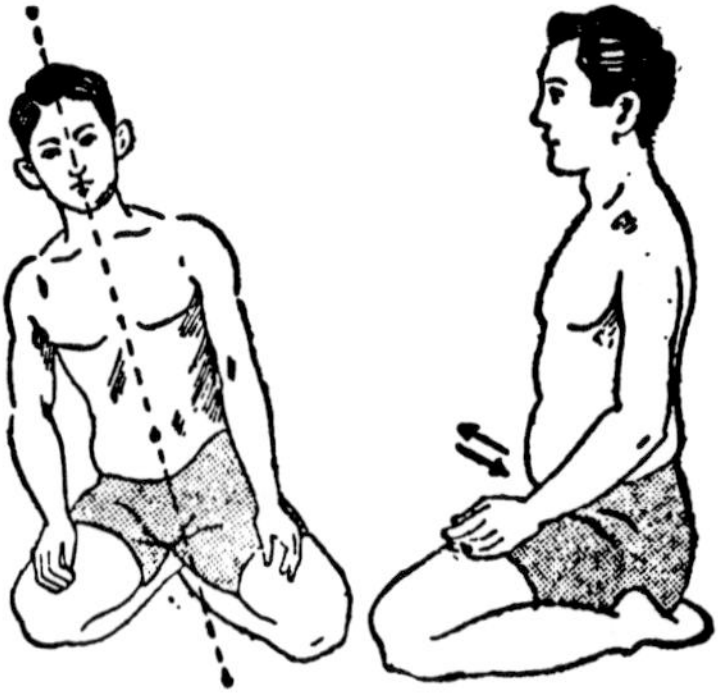

尾骨を中心に、頭の頂端までをなるべく一直線に近くして、恰も一本の棒の如く左右に揺振するると同時に、腹部の運動を併せ行うこと、朝夕十分間宛。

腹部の運動は脊柱を左右に傾ける度毎に、下腹の中心に力を入れて押し出す氣持で行う。從つて脊柱一往復に對し腹部は二回となる、但し呼吸には關係がない。

運動の速さは、脊柱運動一往復を一回として、一分間に五十回乃至五十五回、約十分間即ち總數五百回を標準とする。但し、この速度に達するには少くとも三ヶ月計画でやらねば、途中色々の故障が起ることがあるから、急いではならない。かくすると寒中にても裸体で實行出來るように皮膚を鍛錬され、次第に全身の健康を確保してゆくことを心掛けねばならぬ。

何故腹部運動をするか

腹部と云えば大部分が大小腸であるから、腹部運動と云えば腸の運動を意味するものであつて、從來の所謂腹式呼吸法であり靜坐法である。深呼吸も亦、生理的には胸部以外に深い關係を有つものであつて、一種の腹部運動と見なすべきものである。

西醫學の腹部運動は腸に運動を與えると同時に、臍の左斜上一寸にある迷走神經の中心である太陽叢の刺戟を行い、迷走神經を興奮せしめるためである。この運動を行うときは、腹部の血液循環を適正ならしめると共に、便秘を防ぎ、腸内に停滞している宿便を排除することができる。この便秘と宿便の停滞こそは、胃癌を初め萬病の原因ともなるものであつて、更に恐るべき脳溢血も、この便秘と緊密に關連していることは、世人の牢記すべき西醫學の新見解である。

この運動によつて腸の機能が完全に動き出すと、榮養の吸收も充分となり、ここに眞の二食主義、即ち朝食廢止の實行者となることが出來るのである。元來我々日本人は餘りに多く食べ過ぎて、疾病を誘起している。我々は朝食を廢止し、故障のある時は、先ず斷食を斷行し、生理的眞空を作り、その治病効驗を体得し、そして**腸の淸きものは命長し**の箴言を味うべきである。

しかし我々が、先賢の言のみにとらわれて、脊柱運動を無視し、腹部運動のみを實行するならば、內臓下垂症に罹り、下腹部肥滿症に陥り、またそれに伴う種々の障害に見舞われることは、世の腹式呼吸の實行者が、これを雄辯に物語つている。

脊柱運動を伴わぬ腹部運動は、また生化學的には体液をアルカリ性となし、ために幽門狭窄症や胃癌、テタニー等のアルカロージスの疾病を誘發する。

我々の神經は、生理學上、動物性神經系統と植物性神經系統との二つに分けられる。前者は、我々の意識によつて自由に活動する神經であり、後者は、我々の感情によつて幾分かは働くが、意識によつては自由に活動せぬ神經系統である。この植物性神經系統は、更に交感神經と副交感神經（迷走神經）とに分けられる。

腹部運動を實行することは、この迷走神經を緊張させることで、若し脊柱運動の左右搖振を無視して腹部運動のみを實行する時は、神經的には迷走神經緊張症、即ちワゴトニーと云う障害に襲われるのである。

体液を酸塩基の平衡の状態に保ち、交感神經と迷走神經との拮抗状態を得て、長壽への中庸の道を辿るには、我々は腹部運動と共に脊柱運動、即ち左右搖振を同時に實行せねばならぬ。

何故左右搖振をするか

我々の身体に種々の故障の起るのは、要するに我々が自然の生活から遠ざかつて、不自然な生活をなし、ために脊柱に故障を起し、やがては内外分泌の機能を妨げるためである。この脊柱の故障さえ整正すれば、萬病が治ると妄信したところに、オステオパシーやスポンデイロテラピーや、カイロプラクチックが生れて來た。

西醫學健康原理に於いては、脊柱を左右に揺振することによつて、脊柱の故障を全体的に正して、生理的脊柱を確保し、腹部の運動と相俟つて体液を中正ならしめ、以て不壊の健康建設に努めるのである。

しかし左右揺振を實行することは、我々の体液を酸性にすることであつて、従つて腹部運動を無視して左右揺振のみを行う時は、我々の体液は酸性に傾き、やがては脳溢血や糖尿病等のアチドージス性諸病を誘發し、風邪に罹り易い身体となる。

更に又、左右揺振のみを行う時は、神經的には交感神經緊張症と云う症状を招來して、醫者の云うジムパチコトニーと云う悲しむべき症状に陥るのである。

故に我々は、左右揺振と腹部運動とを同時に行うことによつて、神經及び体液の中庸を實現し、心身の平衡を得、次いでこれに精神作用を働らかせる時、自ら眞の悦びを体得出來るのである。この腹部運動と脊柱運動即ち背腹運動は、普勸坐禪儀に於いて「左右揺振、兀兀坐定《ゴツゴツザジョウ》」の名句によつて云い表わされている。

3、良くなると思う

常住坐臥、良くなると思い、能くなると念じ、善くなると信ずること。

我々が体液的にも、神經的にも中庸狀態にある時、「良くなる能くなる善くなる」と思うことは、不良が良くなることであり、能力者となることであり、道德的に善くなることを念ずることである。西醫學の精神分析法からこれを解明すれば、思うことや念ずること、即ちその信念が、動物性神經系統の意識の中に入り、これが更に交感神經と迷走神經の拮抗狀態にある植物性神經系統に働きかけて、その結果**最初の信念が生理的結果として具現して來る**のであつて、これは所謂觀世音菩薩の教理からも、又は進歩せる心理學の理論からも理解されるところである。

4、生水を飲むべし

常に清水をチビ〳〵（一分一瓦主義、三十分おきに三十瓦）飲んで、一日少くとも一リツトル乃至二リツトルに及ぶこと。

我々は數十日間闇黑のうちに在つても、なお生命を維持することが出來、數ヶ月間食を斷つても、なお生き永らえ得るが、水分の供給を絕對に禁ずる時、五日と生きることは、不可能である。凡て生物は水と離れて生存することは、不自然な生活であり、不可能なことである。

生の清水を飲む限度は尿が無色になるのを標準とする。

生水の効能を列擧すれば左の如くである。

(一) 血液循環、(二) 淋巴液の活動、(三) 体温の調節、(四) 生理的葡萄糖の發生、(五) 細胞の新陳代謝、(六) 毛管作用の促進、(七) 内臓の洗滌、(八) 酸塩基の平衡、(九) 毒物の解消、(十) 便秘の豫防。

生水を三〇分乃至四〇分毎に盃一抔(約三〇瓦、一合の六分の一)位一日中休みなく飲むことを實行されるならば、胃潰瘍、十二指腸潰瘍などに罹る心配がなく、罹つている人も段々と快方に向つて行く。癲癇なども自然と治る。かくして、凡ての方面に亘つて健康体となる。

二、自己診斷五方法

西醫學の六大法則に依れば、段々に健康になつて行くが、それがいかに健康になつたかを知る方法が、この自己診斷五方法である。

第十三圖（その一）自己診斷五方法

（1）

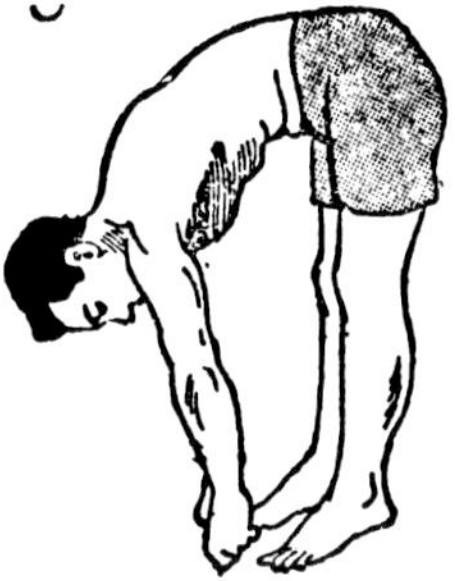

① のように、兩脚を直立させ、膝を曲げずに、掌を握つたまゝ地面につきますか。

（2）

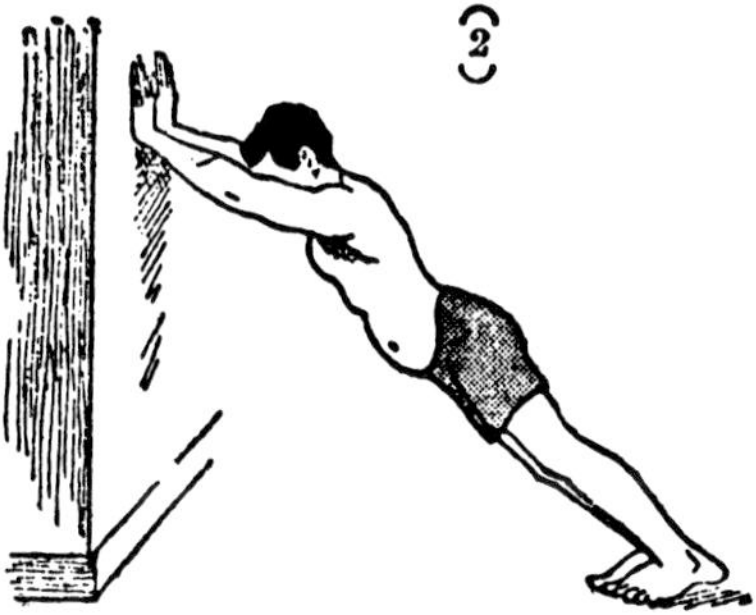

② のように柱か何かに凭れかかつて全身を一直線にし、水平と三十度の角度に傾斜させた時踵が地面から離れずに出來ますか。

第十三圖（その二）　自己診斷五方法

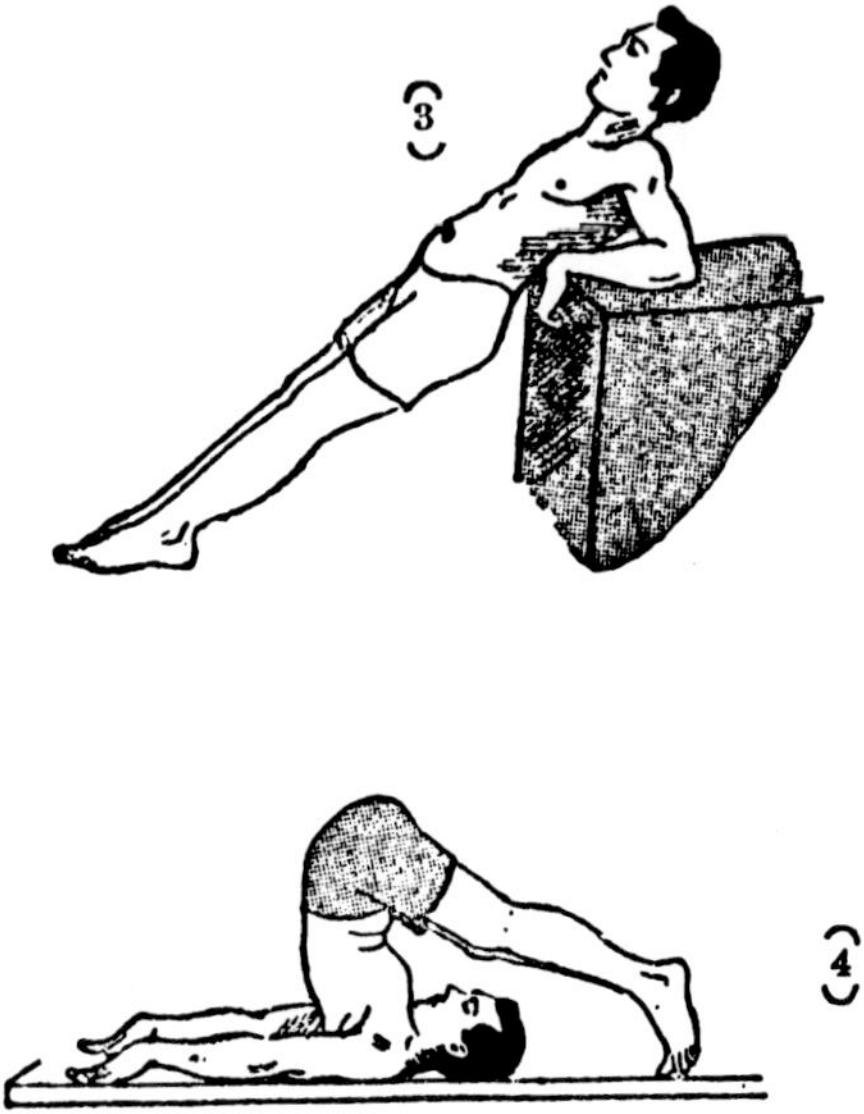

③　テーブル等に②の反對に凭れて、必ず爪先を地面から離さずに、それが出來ますか。

④　のように仰臥し兩手を疊につけながら、体をひつくり返して足の爪先が疊につきますか。

第十三圖（その三）　自己診斷五方法

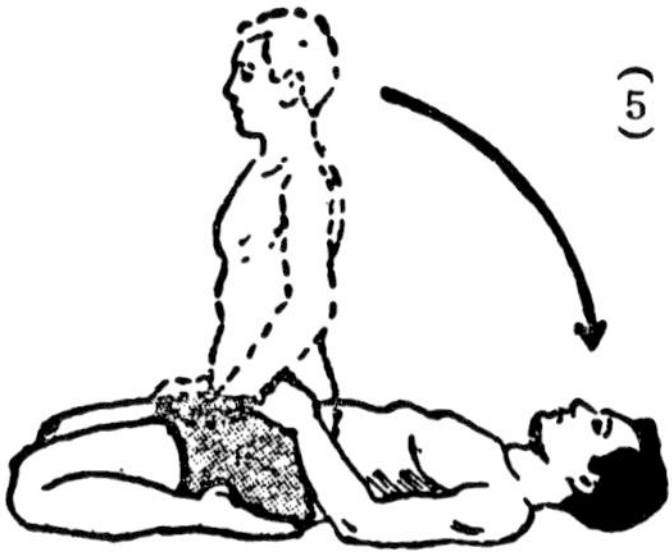

⑤のように、靜坐の位置から、膝を疊につけたまま離さずに、後ろに寢ることが出來ますか。

以上五通りの動作が出來なければ精々練習して出來るように努力する。前後に毛管運動を行うと樂に出來る。急激に實行すると種々の故障が出ては困るから、あせらず練習して、出來なければ中止して差支えない。

この練習と努力は、故障が出れば却つてそれを治し、健康を保持してゆく道程ともなるものである。

三、弛緩態勢四十分行

（一）効　能

四十分合掌行は上半身に關連し形而上の一者であり、之に對して弛緩態勢四十分行は全身に關連し形而下の一者である。神經痛、リウマチも治り、癌もとけて了う。

（二）方　法

緊張を解き完全な弛緩の狀態に入るもので、無念、無想、無我、無中、絕對不動のまゝ四十分間續けるのである。坐つても、寢轉んでも、どんな位置でもよいが、鼻の頭に羽毛がひつついて飛ぶか飛ばぬかの程度の呼吸にする。少しでも動けば駄目であり、五分でも十分でも出來るだけ實行し、四十分に至るように練習する。目をつぶつてやつた方がよいが、眠つて了つてはいけない。

第十四圖　背部伸展法

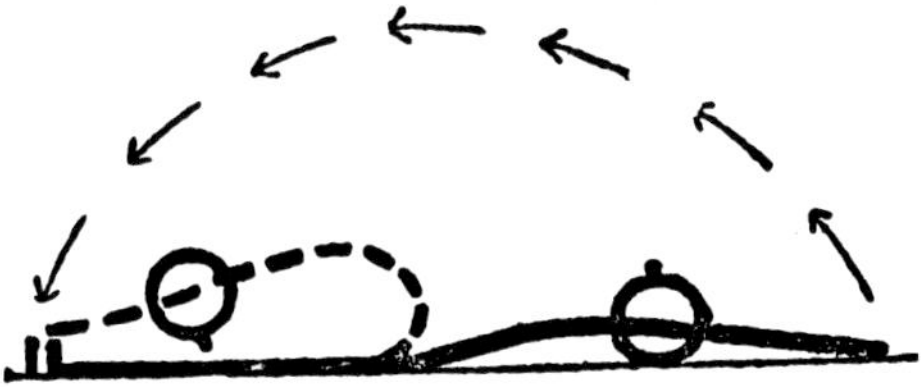

四、背部伸展法

(一) 効能

この方法は、背の筋肉を伸展し、起棘筋を運動せしめ、脚の腓腹筋を伸ばし、知覺神經に刺戟を與え、甲狀腺の機能亢進を矯正する効果がある。

(二) 方法

圖の如く仰臥位から、徐々に体を起し、次第に上半身を屈して、手先を踵の部分に達するようにする。

(三) 注意

一、起床時或は就寢時に、二度連續して行うとよい。

一、仰臥位の際に、兩腕を兩臂に揃えたまゝの位置から、靜かに体を起してもよく、或はこの時、兩腕を頭上へ眞直ぐに伸して、成るべく平面へすれ〳〵になるように水平とし、腋下の淋巴を働かせるよう心掛けるのもよい方法である。この場合にも、腕に反動をつけず、矢張り静かに体を起して行くこと（これは腹筋を強化するために必要である）。

一、腕を頭上へ伸ばした際、腰部は成る可く浮き上らぬように、背部全体を平床へピタリとつけること。また顎も成るべく引きしめた姿勢とすること。

一、圖の如く上半身を前へ屈した際、腰部から鋭角に折れ曲らぬようにし、成るべく腰部から下胸部へかけて大きな丸味を描くように屈すること。

一、また手は、足の爪先の上を越えて、踵までつけるようにし、足先は、十分手前へ反らし、脚の裏面を伸ばすようにすること。

一、これは、自己診斷法の應用別法である。

第十五圖　弛　緩　法

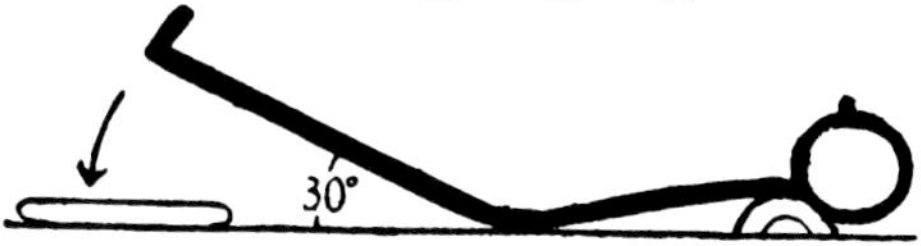

五、腹筋強化法

(一)弛緩法

圖のように仰臥の位置で兩脚を約三十度位の角度に上げ、ゆつくりと十まで數える位の時間(十秒内外)、全身に力を入れて、この位置に保ち、次に全身の力を抜いて、勢よく下へ落す。そこで約十秒位休み、再び三十度にあげて、十秒位保つた後に、力を抜いて下へ落す。斯様に二度連續して終りとする。

注意

一、この運動は、起床時及び就寢時に各一回行うとよい。

一、一回には、上げて落すこと連續二度を限度とし、それ以上は繰返さぬ方がよい(多すぎると疲勞する)。

一、足を落す部分へは、座蒲團の類を置いて痛くないようにすること。

一、十秒間保つ間にふるえたり、脂汗が出たりするのは、腹筋の弱い證據

であるから、腹部にスイマグとオリーブ油（又はゴマ油）とを混合したものを貼用するか、一
そば粉と塩（そば粉一合に塩茶匙山盛一杯）とを混合してそばがきとして張るか、味噌を一
合に五勺の湯を入れて練り、布にのして張るかすると治る。（第四八項参照）

一、この運動は、全身の弛緩法であると同時に、腹筋の強化法でもある。」

一、内臓下垂や胃下垂も自然に治る。

一、左右の足の不揃を揃え、又は身長を伸ばす効果もある。

（二）砂地歩行法

跣足で砂地を歩き、足蹠部の反射作用により、間接に腹筋の強化を計る方法。特に小児に應用するとよい。

注　意

一、蹠を刺戟するから、腎臓の機能を鼓舞し、水腫がとれる。心臓を強化することにもなる。

一、脚氣によろしい。

一、行う前に金魚、毛管、足の運動等を行い、足の故障のないようにして置く事。

一、行う時刻は早朝が理想であるが、しかし他の時刻でも勿論差支えない。

一、最初は五分位から、漸次三十分位に及ぶこと。

一、適當の砂地がなければ、芝生でもよいが、何れにしても硝子の破片などで足を傷けぬよう注意すること。

一、小兒などで、砂地も芝生も應用出來ぬ場合は、屋内の廊下に、砂紙（サンドペーパー）を適當の大きさに切つて、適宜の間隔に敷き、その上を歩かせてもよい。

(三) 背部伸展法

この方法は、他の目的にも應用せられるが、腹筋の強化にも役立つ方法である。（實際方法は第四、「背部伸展法」の項參照のこと）。

六、身長、胸圍、体重、その他の諸關係

西醫學健康原理の實践に依つて、次第に健康を建設して行くが、その到達する目標は、その身長と胸圍と体重との相互に正常關係を維持することである。

イ、身長と胸圍との關係

身長胸圍比／体型	身長	胸圍
瘦型	100	50
並型	100	52—53
肥型	100	55

第二表　身長と胸圍との關係

ロ、身長と胸圍と体重との關係

身長（尺）×胸圍（尺）＝　体重（貫）　　（本式は丁年以上に適用）

$$\frac{(\text{身長}(\text{尺}) \times \text{胸圍}(\text{尺}) \times 100}{\text{体重}(\text{貫})} = 100\ (\text{普通})$$

一〇〇以上は痩型にして、一〇〇以下のものは肥満型なれば、いずれも一〇〇になるように努めること。

ハ、体表面積と体重、及び身長との關係

（A）体表面積（平方糎）、（W）体　重（瓩）、（H）身　長（糎）

Cは恒數で、本邦人は七二・五乃至七四・五である。平均して七三・五とする。

$A = W^{0.425} \times H^{0.725} \times 73.5$（デュボア・デュボア氏公式の修正）

ニ、坐高と体重との關係

$坐高^{3}$（糎）＝体　重×10（瓦）（ピルケー氏公式）

ホ、腸の内面積は、腸の長さ（坐高十倍）と、腸の平均周徑（坐高の十分の一）との積

$坐高 \times 10 \times 坐高 \times \frac{1}{10} = 坐高^{2}$（ピルケー氏公式）

注意　以上は、健康な人の標準体型を示したものであつて、病弱者は勿論、健康体の人も時々試驗して、標準体型に近づくように努力すべきである。

七、裸療法（風療法 大氣療法）

（一）効　能

効能としては皮膚呼吸をつけることである。体表面から尿素を始めとする老癈物を發散し酸素を供給する。從つて、体内に發生した一酸化炭素を酸化して炭酸瓦斯とするから、健康体となるは勿論なるも、その上風邪に罹らなくなる。又癌にも罹らないが、癌になつた人も一日七回乃至十一回行つて、治つて誤診であつたと最初の診斷を訂正した實例がある。

（二）方　法

出來れば、褌やズロースも取り除いて、全身を空氣にさらすのがよい。着衣は、季節のものより幾分厚目にする。例えば、夏ならば、浴衣二枚位、多ならドテラに綿入を重ねる。健康体は、腰掛か椅子を用い、毛布等を被るのがよい。病人は、寢た儘寢具をはいだり、かけたりして行う。自分で出來なければ、人にやつて貰う。裸になるのだから、他人に見えない場所、例えば二階などでやるのがよろしい。

第三表　裸療法時間表

回数	室を開放して裸体となる時間	着衣して室を閉じて温まる時間
1	20秒	1分
2	30秒	1分
3	40秒	1分
4	50秒	1分
5	60秒	1分30秒
6	70秒	1分30秒
7	80秒	1分30秒
8	90秒	2分
9	100秒	2分
10	110秒	2分
11	120秒	着衣のまま平牀に暫く安臥

但し温まると云つても汗の出ない程度

初めて行う場合は左記の通り行うこと。

第一日目　二〇秒より始め　七〇秒迄行う

第二日目　二〇秒より始め　八〇秒迄行う

第三日目　二〇秒より始め　九〇秒迄行う

第四日目　二〇秒より始め　一〇〇秒迄行う

第五日目　二〇秒より始め　一一〇秒迄行う

第六日目以後は二〇秒より始め一二〇秒迄を續行すること

(三) 實行上の注意

一、着衣はなるべく暖き物を用い、着衣の間は汗をかゝない程度の溫かさとすること。

一、着衣して溫まる時間は適宜長くなつてもよいが、裸体の時間は嚴守すること。

一、病人は平牀上にて他人の手を借りて行うがよい。この時、初めから四〇秒までは仰臥の姿勢、五〇秒から七〇秒までは左上の側臥の姿勢、八〇秒から一〇〇秒までは右上の側臥の姿勢、一一〇秒と一二〇秒は再び仰臥の姿勢でするのがよい。

一、裸体中は、身体の硬ばつた部分を摩擦するか、或は金魚、毛管、背腹運動等をする方がよい。着衣中は安靜にして溫まること。

イ　時間との關係

原則としては日の出前と日沒後に行うこと。病弱者は正午頃の一番暖い時刻に開始して、毎日三十分乃至一時間ずつ繰上げて漸次午前五、六時頃に及ぶようにする。

ロ　食事との關係

食事前ならば、食事開始一時間前より始め、食事後ならば、終了三十分乃至四十分後に始める。即ち食事の前後、約三、四十分の時間を置くこと。

ハ　入浴との關係

入浴前は差支えないが、入浴後には約一時間以上の時間を置くこと。

ニ　回　數

原則としては一日三回であるが、一日一回でも或は朝夕二回でもよい。

ホ　期　間

始めてより三十日間は絶對に休まず繼續し、そして二日乃至三日休み、又繼續して行い約三ヶ月餘に及ぶこと（痼疾の患者は三ヶ月繼續を四回繰返し、約一ヶ年に及ぶこと）。

ヘ　時季との關係

本療法の効能は、夏も冬も殆ど同じである。保健の意味で行う場合は朝夕がよく、また症狀により時間に關係なく行つてもよろしい。場合に依つては、二時間おきに行うこともある。癌の治療の如く、一日六回から十一回行う時は、豫め日程を作り、時間を定めてやらねばかく多くの回數は行えない。

八、溫冷浴

溫冷浴とは溫浴と水浴とを交互に行うもので、普通の溫浴は、發汗により水分、塩分並びにビタミンCを失わしめ、又、酸塩基の平衡を破る傾きがある。これに對し、現狀を維持し、酸塩基の平衡を保つために行うのが、溫冷浴である。

溫冷浴を行うには健康狀態に應じて、左の何れかを選擇する必要がある。

但し梅毒性の者は裸療法を二、三ヶ月實行し然る後に行うこと。

(一) 効　能

神經痛、リウマチ、頭痛、糖尿病、血壓病、肝臟病、心臟病、腎臟病、風邪、アヂソン氏病、マラリア、貧血症、一般循環器疾患並びに疲勞回復に良い。

(二) 病弱者及び三十歳以上の人の溫冷浴

まず手首足首の先きの部分より始め、これに馴れたらば、次いで膝下の部分に及び、次に太腿の着根まで實行する。

右に一週間位馴れたらば、全身の頸までの溫冷浴を實行する。

理想的の湯の温度は攝氏四十一度乃至三度、水は攝氏十四、五度である。

右の中、太腿の着根以下で行う温冷浴法を例示すれば、次の如くである。

最初全身入湯の後一旦上つて、上半身を拭い、太腿の着根以下の入湯(一分間)より始め、次に水に入れる。即ち温冷交互の一分間浴を各三回ずつ繰返し、終りは必ず水で上り、水氣を拭い、空氣にさらし乾かして、着衣する。

(三) 動脈硬化症の人の全身温冷浴

動脈硬化症の心配ある人は、温冷の差(通例その差は三十度位)を少いところから始め、左記の如く漸次理想の差、即ち湯は攝氏四十二度、水は十四、五度位に及ぶのが安全である。

第四表　動脈硬化症の人の全身温冷浴法

湯の温度(攝氏)	水の温度(攝氏)	實行の時間
四十度	三十度	三日間乃至五日間
四十一度	二十五度	二日間乃至三日間
四十二度	二十度	二日間乃至三日間

四十三度	十四度又は十五度	（但し馴れて來たら、湯の溫度は四十二度で止めて置くのが理想である。）

（四）普通全身溫冷浴

普通保健の目的を以て行う溫冷浴は、理想としては、湯の溫度は攝氏四十一―三度、水は十四、五度とするのが最も効果的である。

但し前記の（二）の方法によつて行い、順次全身に及ぶこと。

その方法は、初め全身の入水（一分間）、次に又全身の入湯（一分間）と云うように、全身の一分、一分の溫冷浴を交互に行うのである。常に水より始め終りは水で仕上げること。

但し五回以下は効果薄く、普通は十一回までてよいが、時には六十一回まで行うこともある。

水槽の準備のない場合は、水道のホースで足先から段々上の方へと水をかけてもよく、又洗桶で足からかけてもよい。この時は、足先に一抔、膝下から一抔、臍から一抔、左肩へ一抔、右肩へ一抔、左肩へ一抔、右肩へ一抔、左肩へ一抔、右肩へ一抔と、都合左右各三抔宛かければよい。

（五）注　意

一、實行に際しては胸を張り擴げ姿勢を正して、肺胞の面積を擴げていること。又梅毒性肝臓疾患、萎縮性肝臓硬變症の者は、裸体療法を少くも三ヶ月實行後、徐々に馴らすこと。

一、微熱の者も温冷浴を行うことにより治癒する。

一、普通の入浴の時のように、全身を洗うことは、漸次不要となり、たゞ外部へ出ている手、足、顔、或は股間位を洗う程度で充分となる。体に石鹸を使うと腎臓を悪くする。

附　記

温冷浴は、その歴史が古く、「過去現在因果經」の中に、釋尊の誕生の状況を記した所に、左の記述がある。

難陀龍王、優波難陀龍王、於㆓虚空中㆒、吐㆓清浄水一温一涼㆒、潅㆓太子身㆒。身黄金色、有㆓三十二相㆒。放㆓大光明㆒、普照㆓三千大千世界㆒。

読み方―難陀龍王（雄龍）、優波難陀龍王（雌龍）、虚空の中に於て、清浄なる水の、一は温、一は涼なるを吐きて、太子の身に潅《ソソ》ぐ。身は黄金色にして、三十二相あり。大光明を放ちて、普く三千大千世界を照す。」

何と壮觀ではないか。かくて、釋迦が健康に成育して、始めて人世の迷を解かんと志し、發奮して、妻子を捨てて天城を出で、菩提樹下六ヶ年の思索に依つて、遂に大覺を成就したのである。然し、當時は何しろ三千年の昔であつて、科學の發達がなかつた爲めに、形而上の問題ばかりであつて、これを深く合理的に形而下まで堀り下げて、形而上と形而下とを結ぶ絆を發見出來なかつたことは、誠に止むを得なかつた次第である。

然し、精神的の問題に關しては、釋迦以後に未だこれに加える何物かを發見したものはなかつた。今や、文藝復興以來三百余年、物質文明は絢爛たる發達を遂げたが、これを裏付ける精神文明は、その關聯の絆を失つて居たがために、文明が發達すればする程、人類が苦しむと云う奇現象を呈して來たのである。

然し、その絆は遂に發見された。この絆に依つて、形而上と形而下と、唯物と、唯心と、理と氣と、極右と極左と、酸と塩基と、交感神經と迷走神經と等々、あらゆる對立相尅を脱し、各一〇〇%に作用せしめて、空、虚、零、中、而して大和なる一者を成就することを、理論的に證明したのは、潜越ながら私である。かくの如くして、ここに人類は眞の健康、世界は眞の平和を實現する可能性が發見出來たのである。即ちその重大任務を負うものが私創始の西醫学、これを裏付ける西哲学、つまり西学の宏大体系に外ならない。

(六) 美肌法

温冷浴の場合にオートミール三〇瓦を乳鉢で粉にし、乳酸五瓦、硼砂二瓦をまぜ、微温湯で溶いて煉り、これを温水に入れ、冷水にはキャベツなど三種類の葉野菜の磨り潰したものを一五〇瓦入れると美肌をつくる。

以上は一人風呂に対する分量である。これを続けるとしみも取れる。老人のしみが出来るのは石鹼を使うからであるという。

(七) 二十五分水浴法

身体の大掃除の意味で一カ月に一回位、十四、五度高くとも十八度以下の水に二十五分入り、あと八回と十回とか普通の温冷浴を行う。始めの二十分間はじっとしており、最後の五分間は水槽中で手足を動かす。特に冬季は効果が多い。但しあとの温冷浴はふるいが止るまでやつて差支えない。

九、足首の交互浴法（足首以下温冷浴）

（一）効　能

尿毒症、腹膜炎、膀胱炎、子宮内膜炎、腸炎を防止し、治癒に導く。水虫、凍傷等にも有効である。

（二）方　法

図の如く、洗面器、又は適當の器二個に湯（攝氏四十乃至四十三度）と冷水（同十四、五度）とを用意し、兩足のくるぶしまでを浸ける。

湯―水―湯―水―湯―水というように、一分間ずつ交互に各三回の溫冷浴をする。

これは必ず湯より始めて、終りには必ず水とすること。なお湯より水に入れ、水より湯に入れる際には、雫を輕く拭うことを忘れてはならぬ。

水虫や凍傷の場合は、三〇分から一時間半位行う。

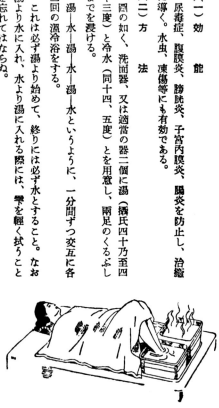

第十六圖　足首の溫冷交互浴法

一〇、脚湯法

（一）効　　能

高熱、微熱、凡ゆる熱患者に應用すべきもので、時刻としては十五時（午後三時）以後が宜しい。一度實行すると熱が却つて昇る場合があつても心配する必要はない。發汗したら生水、食塩、並びにビタミンCを補給すること。腎臓病、水腫、糖尿病等にも有効である。又咳の出るのも、脚湯で止まる。

（二）方　　法

脚湯器、又はバケツに湯を用意し、仰臥して脚部を腓の處まで湯に浸け、膝から上は毛布、又は掛蒲團にて覆う。（圖解は膝頭を出しているが、出來るだけ包むこと）

温度を上げるには、電熱で温めるか、又は藥罐を用いて

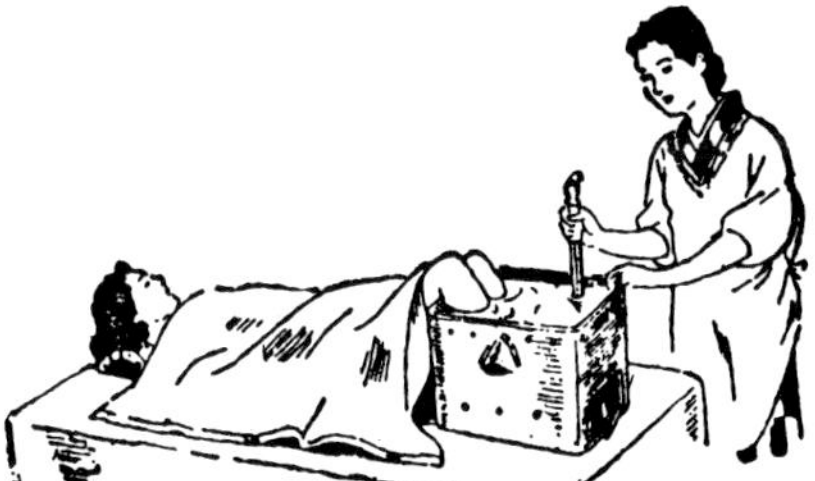

第十七圖　脚　湯　法

熱湯をたえず注すこと。濕度を一様とするためよく攪拌すること。

（三）濕度と時間

左の如く、五分間毎に湯の濕度を一度ずつ上げ、四十三度で止める（器の下から熱してもよく差し湯でもよい）。

攝氏四十度にて　　五分間
四十一度迄上げて　五分間
四十二度迄上げて　五分間
四十三度迄上げて　五分間

連續通算二十分の後、脚を湯から出してよく拭い、用意の水へ一回だけ浸ける。この時の冷水の濕度と時間は次の要領で行う。

攝氏十四度ならば　二分間（一回）
攝氏十六度ならば　二分半（一回）
攝氏十八度ならば　三分半（一回）

水から揚げたならば、足の水氣をよく拭き取つて安臥する。

(四) 二十分脚湯法と發汗

一、脚湯は、冷え勝ちな下肢の血液のアルカリ度を高め、それと共に發汗を促す方法であるから、二十分以内でも充分に發汗すれば目的は達せられるわけである。

一、發汗せぬ人は、十五分位の時に温湯をチビチビ飲むこと。

一、それでも發汗せぬ人は、二十分で止めずに二十五、六分、時には四十五分まで延長してもよいが、この場合には、水から上げて拭つた後、必ず副木毛管法を數回行うか、熱が下つても三日間位歩かないで、毛管運動をすること。そしてそれまでは絶對に歩行せぬこと。又、踵から踝の部分を、かたく繃帶して、洗面器に塩水を作り、これにつけて、その儘乾かすこと（第一一項參照）。この條件を守らぬ時は足關節炎を起して腎臓炎とか心臓炎を起す危險がまゝある。

一、脚湯後はすぐねまきを着換えたりなどして体を冷すことなく、汗が出切るまで温かくして寢ていること。二時間後に始めて汗が出て來る者もある。

(五) 注　意

一、發汗後は二時間半以内に生水と食塩とビタミンC（柿の葉の煮汁から）を補給すること。

普通の場合食塩は脚湯の前に二瓦、終了後に二瓦、更に發汗の強い時は二瓦を一時間後位に物につけて攝る。但し風邪、結核等で食塩過剰の場合、始めの二、三回は殊更食塩を補給せぬこともある。

一、二十分の脚湯後、毛管を行つて置く方が安全である。

一、脚湯を行う時刻は、原則として午後三時以後のこと（熱の高い場合は十五時、十八時、二十一時の三回行う）。

一、皮膚の荒性の人や一日二回以上行う場合は、終了後脚足部にオリーブ油なりスイマグ（即ち水酸化マグネシウム）を薄く塗布しておくこと。皮膚に潰瘍等出來る人は湯に四〇〇分の一の明礬を入れること。

一、成るべく空腹時を選ぶこと、食後は少くとも三十分以後に行う。

一、脚湯中のぼせ氣味の時は、冷水或はレモン絞汁、微温湯程度の入れ立ての番茶を、ちびちび飲みながら行えばよい。

一、脚湯後、足部が冷え切つて、温か味の出ないような場合は、次回から冷水に浸ける時間を四十秒とか一分とかに適宜縮めればよい、寝たきりで歩かぬ病人は冷水に浸けなくてもよい。

一、脚湯中息苦しくなる人は一時中止して、足首の温冷浴を一、二回行つた後に、更に行うこと。

一、微熱患者は、粥食日に脚湯を一―三回行い、この日は食塩を補給せず、翌日より、補給すること。

一、脚湯と同時に、胸部芥子泥濕布を行う必要のある時は、夏は脚湯を先きに芥子泥を後に、多は芥子泥を先きに、脚湯を後に行うこと。

附　記

脚湯の法は、映画「ゾラの生涯」の中に、ゾラが風邪を引いて、それを治すのに脚湯をやる所が三回許り出て居り、歐米に於いては夙にこの方法が用いられて居るから、西洋で發明されたものであると思われ勝ちであるが、わが國に於いても、文久二壬戌年（西紀一八六二年今から八十七年前、第十四代德川家茂の時代）刊行の今村了菴著「醫事啓源」に、この事がある。參考のために、これを左に掲げる。

醫　事　啓　源　　　　今　村　了　菴　著

脚　湯

五常政大論曰。行二水漬一レ之。」註。謂二湯浸漬一也。陰陽應象大論曰。其有レ邪者。漬レ形以爲レ汗。」王機眞藏論曰。脾風可レ浴。」—脾風「素問玉機眞藏論ニ曰ク風ハ百病ノ長ナリ云々。肝之ヲ脾ニ傳フ。名ケテ脾風ト曰フ。癉ヲ發シ腹中熱シ。煩心シ黄ヲ出ス云々。」癉ハ熱邪ナリ。—金匱方。有二礬石湯一—礬石トハ天然ノ明礬ナリ。收斂、消炎、防腐劑。—浸レ脚。巢源曰。邪氣在レ表。洗浴發汗即愈。」外臺。引二ク文仲捋《ナゾルノ》レ脚ヲ方ヲ一。水煮二杉木一。浸捋レ脚。去二腫滿一大驗。」皇國亦有二湯漬法一。見二于榮花物語一。」本草衍義曰。熱湯助二陽氣一。行二經絡一。患二風冷氣痺一之人。多以レ湯渫レ脚至二膝上一。厚覆使三汗出二周身一。然亦別有レ藥。亦終假二陽氣一而行爾。四時暴泄利。四肢冷。臍腹疼。深二坐湯中一。浸至二腹上一。頻頻作レ之。」又曰。生陽諸藥。無レ速レ於レ此。」朱愼人治二風疾一。掘レ抗。令レ坐二抗內一。以二熱湯一淋レ之。良久以レ簟蓋レ之。汗出而愈。」聖惠方。有下淋二湯瘡上一之法上。」博愛心鑑。治二痘瘡頂陷一。有二水楊湯一。諸如レ是類。不レ暇二僂指一。姑抄《ウツシテ》二一二一。資二攻閲一。

讀み方—『五常政大論に曰く、水にこれを漬けて行うと。』註するに、湯に浸漬するを謂うなり。陰陽應象大論に曰く、その邪あるものは、形を漬けて以て汗を爲すと。』王機眞藏論に曰く脾風は浴すべしと。』脾風は「素問玉機眞藏論に曰く、風は百病の長なり云々。肝これを脾に傳う。名けて脾風と曰う。瘴を發し腹中熱し。煩心し黄を出す云々。」瘴は、熱邪なり。―金匱方に、礬石湯あり。―礬石とは天然の明礬なり。收斂、消炎、防腐劑とす。―脚を浸す。巢源に曰く、邪氣表にあり、洗浴發汗して即ち愈ゆと。」外臺に、文仲脚を捋《ナツ》るの方を引く。水にて杉木を煮、浸して脚を捋《ナ》づ。腫滿を去りて大に驗しあり。」皇國にも亦湯漬の法あり。榮花物語に見ゆ。」本草衍《エン》義に曰く、熱湯は陽氣を助け、經絡を行《ヤ》る。風冷氣痺を患うる人は、多く湯を以て脚を渫《ケガ》し膝の上に至る。厚く覆うて汗をして周身に出でしむ。然れども亦別に藥あり。亦終に陽氣を假りて而して行うのみ。四時暴《ニワカ》に泄利（下痢）し、四肢冷たく、臍腹疼《イク》めば、湯中に深く坐し、浸して腹上に至る。頻頻としてこれを作《ナ》す。」又曰く、生陽の諸藥には、これより速かなるはなし。」朱愼の人は風疾を治するに、抗を掘り、抗内に坐せしめ、熱湯を以てこれに淋《ソソ》ぐ。良久《サヤ》しく簟を以てこれを蓋えば、汗出でて愈ゆ。」聖惠方に、湯《オウ》瘡の上に淋ぐの法あり。」博愛心鑑には、痘瘡の頂陷を治すに、水楊湯あり。これこの如きの類は、僂指（指折り）に暇あらず。姑《シバ》らく一二を抄《ウツ》して、攻閲に資す。』

即ち、脚湯の法は、古來種々の疾患の治療に用いられ、コレラの様な急性傳染病に對しても、この方法を頻々として施し、發汗すれば即ち治ると云うのである。これは安政六己未年

（西紀一八五九年、今から九十一年前）發行の「秋窓夜話」の中に馬杉文禮著「虎狼痢方論」と云うのがある。ここに虎狼痢と云うのは、コレラのことである。この中に

「用二溫蒸法一而不レ發レ汗者此法主レ之。」

讀み方—「溫蒸法を用いて汗を發せざるものは、この法これを主る。」

とあり、溫蒸法で發汗しない場合は、脚湯をやれと云うことである。この脚湯法は、熱湯に芥子を茶飲茶碗一杯位を入れ、よくかきまぜてこれに脚から腹を、臍の上一二寸の所まで浸け、上から毛布をかぶせて置くのである。そうすると發汗して、虎狼痢が治ると云うのである。溫蒸法と云うのは、毛布の類を熱湯に浸して、これを全身に巻きつけて溫かに蒸すのである。子供の疫痢などに應用すると發汗する。發汗すると、子供は水を飲む。水を飲めば、疫痢は治ると云うのである。ここに水と云うのは、生の清水のことである。（第二二項參照）。

二、四十分脚湯法

普通の二十分脚湯法で發汗しない場合に、この四十分脚湯法を用いる。即ち普通の二十分脚湯法で湯の温度を攝氏四十三度迄上げて五分間して、尚發汗しない場合は、更に同温度で五分間延ばし、尚發汗せぬ時は、更に五分間延ばして、遂に始めから四十分に及ぶものである。そうすると、いかなる場合でも發汗するものである。脚湯法は、發汗が目的だから、發汗しさえすれば、始めから十五分でも二十分でも、二十五分でも三十分でもよろしく、發汗したのに續いて四十分まで行う必要はないのである。

脚湯法を二十分以上行うと、足の踝の部分がフヤけて、その儘立つたり歩いたりすると、その部に炎症を起すから、二十分の場合はその儘水に浸け、二十分を超ゆる場合は、三日間は絶對歩かないか、足の踝の部分に繃帯を稍かた目に卷き(踵に卷くと痛いから踵は出しておく)、これを冷水の代りに塩水に浸漬し、乾いたタオルでよく水氣を吸いとり、その儘寢む。立つたり歩いたりするのは、その繃帯が充分乾いた後にするのである。足を浸漬する塩水は海水位の濃度がよろしい。この場合は、その儘立つたり歩いたりしないのだから、洗面器位の大さのものに水を入れ、これに茶匙一杯位の食塩を溶かしたものでよかろう。

四十分脚湯法を行う場合は、多くは重症の場合であるから、その操作を慎重にして過誤を来さないようにせねばならぬ。

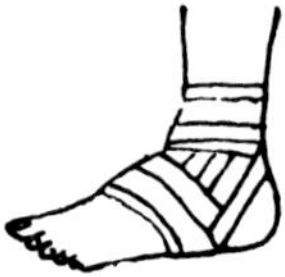

第十八圖　踝の繃帶

二、脚袋療法

（一）効　能

脚足の冷性の人、鼻詰りの人、頭痛、肩こり症、熱性患者、一般不健康者の人々に應用して良い。この方法は、比較的口の小さい人（發汗しやすい）に、脚湯の代りに行う。

（二）方　法

膝が隠れるだけの深さ（長さ）のある袋を三對作る。太さは靴下の如くピッタリと緊くない様に十分緩くダブダブにし、また膝の上を被う處はズリ下らない程度にゴム紐などを用いて、緊く締めないよう適當に緩く縛るように作る。

用布はネル又は二枚合せのタオル、或はメリヤスでもズボン下の古でもよろしい。夜間寝る時に、左右の脚を膝上まで被う。

第一期　七日――十日　一枚

第二期　七日――十日　二枚重ねる

第三期　七日――十日　三枚重ねる

その後は、三枚重ねたまま續ける。その期間は体質により疾病に從つて各違う。脚袋に加うるに、腕袋を併用する場合がある。それは脚袋を三枚重ねて用いる時期に、手から肘までを被う袋を用いることである。タオル二枚位で包んでもよろしい。

（三）注　意

一、食塩補給――脚袋使用中は發汗するから、適度に生水と食塩とビタミンC（柿の葉の煮汁から）の補給を忘れてはならぬ。それは夜寢る直前か朝起きた直後に補給するがよい。

一、朝起きる時、寢床の中で脚袋を脱ぎ捨て、五――一〇分間過ぎてから起き出すこと、また用便に出るときは脚袋を着被したまま起きること。

一、風邪を即治するには、一〇――二〇分毎に袋を一枚から三枚までに順次に重ね、尿瓶を床の近く置いて便所に立たぬこと。腕袋をも併用すること。

一、微熱ある人は、脚袋二枚を常用しなければならぬ。但し寢切りの病人と雖も晝間は脱いで居ること。

一、二枚以上用いる時は、必ず袋の中に『悪臭吸收劑』（つるま）を入れる事が肝要である。

一、脚袋、腕袋は麻疹の初期に行うと有効である。

一三、七掛溫冷濕布法

（一）効　能

局部的痛みのある場合に施して効果がある。例えば關節炎、痛風、リウマチ、腰痛、背痛、肋間神經痛、腹痛、その他一切の痛みによい。

（二）方　法

第五表　七掛溫冷時間表

冷濕布の時間	溫濕布の時間
14分	20分
10分	14分
7分	10分
5分	7分
3分30秒	5分
2分30秒	3分30秒
1分40秒	2分30秒
1分	1分40秒
1分	1分
1分	1分

溫湯、冷水を別々の器に用意し、タオル又は適當の布を用いて、上の時間割で、患部に濕布を施す。溫濕布は火傷をしない程度で熱いほどよい。

右を適宜の溫濕布時間より始め、結局、一分交互となるように導くこと。

（三）注　意

年齢及び患者の体質、患部の位置、症狀の輕重によつては、二十分、十四分、十分等の如く長時間の濕布からでなく五分或は三分半より始めねばならぬ場合もある。また反對に長時間から行わないと、効果の薄い場合もある。湯傷（やけど）を起さぬため、溫濕布は皮膚の上に、乾布を一枚當てゝその上から行い、冷濕布は皮膚に直接當てること。

二つの氷囊を用いて湯と水（中に氷を入れる）とを交互に用いるもよい。

なお終了後、毒素（老廢物）の排出を容易ならしめるため、腎臟の微動操作を行うこともある。

一四、賦活浴（腹浴）

（一）効　能

腹筋を補強し、腸の蠕動運動を活潑ならしめ、宿便を排除する効果あり。又内臓下垂を防止、或は治癒に導くのである。下痢に應用しても有効である。

（二）方　法

アブドーメンバス（Abdomen Bath）とも、バイタルバス（Vital Bath）とも云う。一種の腹部浴である。臍の左約一寸の個所より更に一寸程上の部分、そこが太陽叢の中心に當る。その部分を中心として、冷水に濕したタオルか、布を以て摩擦するのである。直接タオルを握っては手が冷え過ぎる場合には、柄の附いたスポンヂか何かで摩擦するとよろしい。腰掛けて洗桶を前に置き、之に水道の水を流しながら、タオルを時々素早く水に浸しては手早くこする。

水は冷たい程効果を増すのであるが、大体十三度から十五度位の冷水が好ましい。繼續時間は、病人ならば三分位でよろしいが、病狀に依つて增減する。重病人ならば一分間、普通人ならば、大体七分間とする。摩擦の回轉速度は、一秒間に一回位とし、三秒以上の間隙をおいては不可である。

又摩擦の方向は、最初右腹の下方から上へ、それから水平に左へ、次に下へと時計の針の方向と等しく回轉する。

平素、熱い湯に入りつけている人は、効果が薄いから、浴後四十分以上經てから行う。但し溫冷浴を實行している人は直後で宜しい。

（三）注　意

賦活浴をして摩擦をすると、震えが來て止まらなくなる方もあるが、その時は身体の急所を何處でもよろしいから、強くピシャッと叩けば忽ち止まるものである。始めは、皮膚が傷むが、間もなく馴れるから續けて行うこと。

一五、腹位罨法

（一）効　能

微熱の人、便祕症の人、神經痛の人が、これを應用するときは、奇蹟的の効果を示すことがある。

（二）方　法

全身を卷く罨法もあるが、こゝでは胴体の周圍を卷く腹位罨法を說く。

湯の溫度は、患者が氣持ちよく感ずる程度とし、湯が浸み出さぬ程度に濕潤にしたタオル、又は布を折り重ね、上には油紙を當て、その上を腹帶で卷く。普通熱のある人は大体二、三時間で、また高熱の人は四十分位で乾いてしまうから、再び湯に浸した熱いものと取換える。特に夏分は、水の濕布を施すとよろしい。

卷き方は餘りきつく卷くのもよくないが、ゆるくだぶ〳〵しているのもいけない。高熱の場合は濕布よりも、賦活浴の方がよろしい。また神經痛の場合も賦活浴がよろしいが、毛管を併せ行う事が肝要である。

微熱の去らぬ人、また安靜を要する人に施して特効がある。

一六、後頭部冷却法

（一）効　能

頸部以上の諸疾患に効果あり、就中頭痛、鼻詰り、水洟に最も良い。各種口腔の疾患にも効果がある。

（二）方　法

仰臥のまゝ枕を外し、後頭部の入る位の高さ、即ち深さ二、三寸位の皿の如きものゝ中に後頭部を入れ、冷水を徐々に注ぎ一寸乃至一寸五分位の深さに及ぶこと。

攝氏十度なら……一分間（一回）

〃　十五度なら……二分間（一回）

〃　二十度なら……三分間（一回）

終了後、乾布にてよく拭うこと。

以上を朝夕二回、もしくは夜分就寝に先立つて行う。

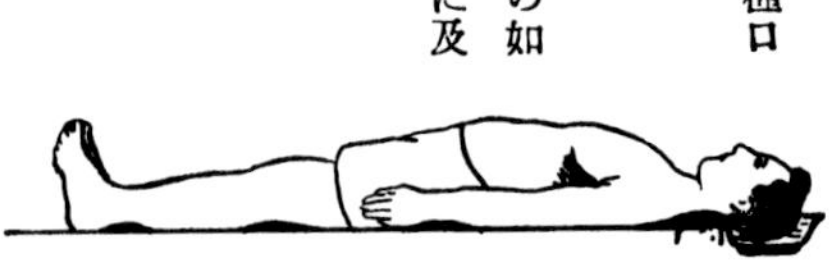

第十八圖　後頭部冷却法

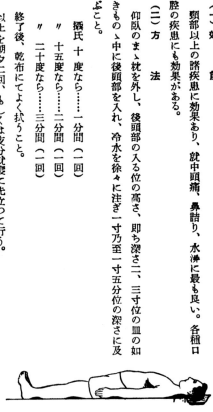

咽喉、鼻腔、その他顔面（口腔、唇、舌等）内の炎症の治療、及び脳壓、神經性心臟活動の鎭靜を目的として行うものである。

圖は裸体にかいてあるが、裸体でやるのではない。着衣のまゝやつて差支えない。

一七、肝臓温蒟蒻罨法

㈠ 効　能

肝温脾冷といつて肝臓部（右季肋部）は温かく、脾臓部（左季肋部）は冷いのが健康体である。肝臓部を温めることは肝臓の肥大充血を治し硬化を防ぐ。

㈡ 方　法

就寝時に蒟蒻を塩ゆでにして温め幾重にも布で包み、右季肋部骨縁に沿つて肝臓部に當てる。冷却するに從つて包裝物を除き、二十分乃至二十五分間温めて除き、そのまゝ眠りに入るが、當てたまゝ睡眠しても差支えない。連續的に毎晩左記の方法で當てる。

① 毎晩連續二週間に及び、一日休み、次の一日は冷し、第二回目に入る。

② 十日間温め、一日休み、一日冷し、第三回目に入る。

③ 七日間温め、一日休み、一日冷し、第四回目に入る。

④ 五日間温め、一日休み、一日冷す。

症状により十四日のものを、十日とか、七日から始めても差支えない。

蒟蒻の代りに小さい水筒の樣なものに湯を入れて温めてもよいが、懷爐は良くない。

一八、水射法

(一) 効能

水射法はその水射を施したる直接關係神經、又は臟器の健全法である。

(二) 方法

イ、胃疾患に對する心窩部（上腹部）と胸椎5 6 7番の水射法

水射時間は一分間で、理想としては腹部背部（胸椎部）の水射を同時に行い得るような、導水管を作ることであるが、出來ねば別々に一分宛行う。

ロ、足蹠、提睾筋、及び上中下腹部の水射法

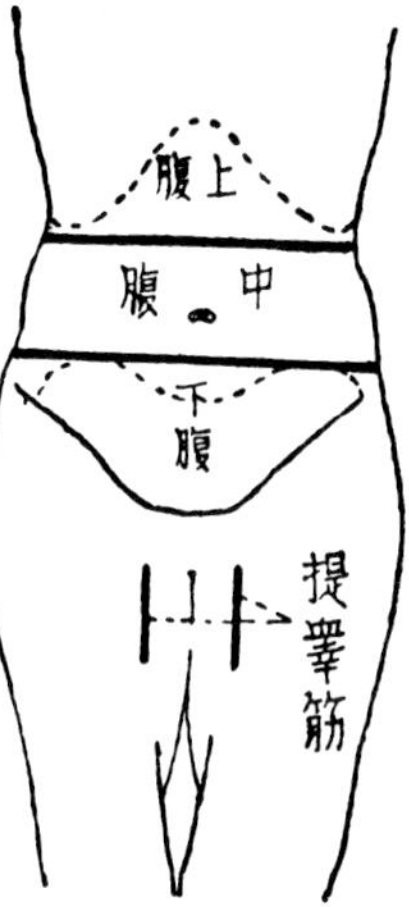

第二十圖　水射の位置

上腹部とは、心窩部以下、兩側の季肋骨を結んだ水平線までの部分。中腹は、腸骨前上棘を結んだ水平線まで、それ以下の腹部が下腹。

時間は各一分で、これも特別の導管を作つて、前項の如く各部同時に出來るようにすれば理想的である。

ハ、會陰部水射法（攝護腺障害に對し）

まず兩手の肱から先を、浴場の床面に接せしめ、兩脚は膝を曲げないように、又足の踵を床面から離さないように少し擡げて立ち、頭部はなる可く上に擡げるようにして四這いの姿勢をとる。

即ち會陰部を最高位に舉げた体位をとり（この時臀部の周圍に手拭を巻くとよい）、會陰部（肛門と陰部との中間）に左の方法で水射を行う。

第二十一圖　會陰部水射法

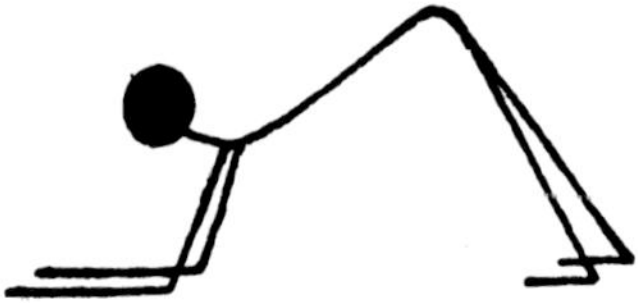

第六表　會陰部水射法

初回目	一回二十秒間。二週間毎に一回の割で行い、七回行う。（即ち約三ケ月半を要す）
二回目	一回三十秒間。二週間毎に一回の割で行い、七回行う。
三回目	一回一分間。二週間毎に一回の割で行い、引續き行う。

（三）注　意

背の方、即ち尾骶骨、仙骨部等に水射をすると、性的萎縮を來し、前の方（陰部）に水射をすると、反對に旺盛となることに注意されたい。

一九、二十分入浴法

（一）効　能

全身的健康法の一つで就中、糖尿病、白内障、緑内障、高血壓患者の人々に良い。

四肢の冷えるのは、体内に過剰な糖分、又はアルコール分が停滞しているためであるから、これを燃燒せしめて、体液の食塩濃度を生理的な高さに保たしめるために、この二十分入浴法を應用する。

（二）方　法

最初から二十分間入浴することは困難である故、次のような方法で、漸次馴らし、二十分間の入浴が出來るまで充分練習する。

規定時間の温浴後、一分間冷浴し、汗が出ればふき取つて着衣し、凡そ五十分経つた時に最後の汗止めとして裸体になる。これは華氏六十度の室温を標準としたものであるが、二十分温浴でも二十五分以上の裸体はいけない。

第七表　二十分入浴法

温浴 攝氏 (四一-四三度)	冷浴 攝氏 (一四-一八度)	生清水飲用量	食塩補給量 浴後二時間半以内に	柿の葉の煮汁からビタミンCの補給量	裸体時間 浴後五〇分の時	脈搏増加程度 この標準になる迄練習すること
二分三〇秒	一分	一〇〇瓦	〇・五瓦	三〇瓦	四分	五%
五〃	一〃	二〇〇〃	一　〃	四〇〃	六〃	一〇〃
七〃三〇秒	一〃	三〇〇〃	一・五〃	五〇〃	八〃	一五〃
一〇〃	一〃	四〇〇〃	二　〃	六〇〃	一〇〃	二〇〃
一二〃三〇秒	一〃	五〇〇〃	二・五〃	七〇〃	一三〃	二五〃
一五〃	一〃	六〇〇〃	三　〃	八〇〃	一七〃	三〇〃
一七〃三〇秒	一〃	七〇〇〃	三・五〃	九〇〃	二一〃	三五〃
二〇〃	一〃	八〇〇〃	四　〃	一〇〇〃	二五〃	四〇〃

（三）食塩と二十分浴

一、食塩の補給は必ず、果物又は野菜類につけて食べる方法をとること。食塩水の飲用は絶對に不可であり、又煮物類は便秘の傾向を起させる惧れがあるし、分量の測り方が困難である。

一、食塩補給の過不足を調節する意味で、二週間乃至三週間に一回、必ず無塩粥食日を入れること。

（四）ビタミンCの補給

一、柿の葉の煮汁から、ビタミンCを補給すること。

（五）生の清水の補給

一、浴後、食塩補給時間前後三、四十分の間をおいて、水を補給すること。入浴中にはドクドク飲んでもよいが、上つて時間が經過してからはチビチビ飲まねばならぬ。

（六）二十分浴と脈搏

一、脈搏の增加程度は大体の標準であるが、その他、全般的に苦痛を感ぜずに濕浴をなし得るまで練習し、自信が出來たら始めて二分半宛延長して行くこと。斯様に漸進的に二十分まで進めて行くこと。

一、二十分浴後の脈搏増加は、四割程度まで差支えないが、しかしこれが二割程度に止るように練習すること。

一、二十分に達するまでは、單に練習で、目的は二十分浴を相當期間續行するところにある。

一、功を急いで、始めから長い時間やつたり、飛ばしたりしてはならぬ。

(七) 實行時間と期間

一、最初は必ず二分半の溫浴から始めて、徐々に練習すること。

一、二十分を相當期間續ける內、体內の過剩糖分及びアルコール分が燃燒して了うと、身体全体、特に下肢が非常に輕くなり、氣分が爽快になる。

一、高層建築物の階段を一階から四階まで、各階四十秒位の速度で上り、何等下肢に重い感じが起らぬようになれば、二十分浴の目的は達せられたわけで、その後は、溫冷浴により、現狀を維持すればよい。但し、現在、一階から四階まで平氣で上れる人は、二十分浴の繼續により、一階から八階まで平氣で上れるようになることを目標にすること。

（八）注　意

一、体内過剰糖分及びアルコール分燃焼法としては、他に七つの方法があるがこれが最も簡便である。

二〇、駈足に依る過剰糖分アルコール燃焼法

（一）効　能

全身健康法の一種であつて、細胞を一新せしめる方法である。

（二）方　法

両手の拇指を内側にして握りしめ、前膊が水平になる様に屈し、右足が地に着くと同時に右手を水平の儘前に突き出し、左足が地に着くと同時に左手を前に突き出す運動を順次に繰り返す。但し足踏みして前進せぬこと。

朝夕これを行うのであるが、最初は二分半から始め、運動後、呼吸が苦しく感じない程度に、時間を徐々に延長して行く。若し息苦しければ、それになれる迄は同一時間の駈足を、毎日繰り返し〳〵練習することが必要である。そして理想としては廿五分に及ぶのであるが、二分半ずつ増してゆくことを忘れてはならぬ。これを表示すれば、第八表の通りである。

第八表　跣足に依る過剰糖分アルコール燃焼法

跣足時間 分 秒	生の清水の飲用量(瓦)	食塩の攝取量(瓦)	柿の葉の煮汁からビタミンCの補給量(瓦)
二分三〇秒	—	—	—
五〃	一〇〇	〇・五	三〇
七〃三〇秒	二〇〇	一・〇	四〇
一〇〃	三〇〇	一・五	五〇
一二〃三〇秒	四〇〇	二・〇	六〇
一五〃	五〇〇	二・五	七〇
一七〃三〇秒	六〇〇	三・〇	八〇
二〇〃	七〇〇	三・五	九〇
二二〃三〇秒	八〇〇	四・〇	一〇〇
二五〃	九〇〇	四・五	一一〇

（三）注　意

一、踵を充分地に附けて走る事。

一、厚着して走れば体温の上下不同を來たして、脚がつれる事があるから、薄着して實行すること。

一、呼吸が苦しいのに無理に走れば、リウマチの如くなることもある。

一、上膊を充分に後に引きのばし、肩甲關節の前面に痛みを感ずる人は、そこの痛みを去つてから後に始めること。また足關節の故障も全体的に治してから實行せねばならぬ。痛みは毛管、七掛式溫冷濕布、芋藥等で治る。

一、妊娠を望むために、この運動をする人は、小指に充分力を入れて握り、食塩を補給すると同時に、ビタミンEを多く含む食物を攝ること。

一、發汗した場合には、直ちに湯に入つて汗を流し、拭き取つてから第八表の通り必ず生水、食塩、ビタミンCの補給を忘れてはならぬ。攝り方に就いては第二一、二二、二三項を參照のこと。

二一、食塩補給法（發汗に對する注意）

㈠ 効　能

肺結核、肋膜炎等にある盜汗（寢汗）を治すには足の故障を直して、初めて効果を得るものであるが、一方淸水、食塩、ビタミンC（柿の葉から）の補給をしなければ完全に治療の効果は擧げられない。

㈡ 方　法

食塩の成分は、体液の酸塩基平衡を保つ無機成分の中、最も主要な部分を占めている。生理的に尿から排出される場合は差支えないが、發汗によつて体表面から出る場合には、その失われた量に應じて、特別に食塩を補給しなければならない。

汗の中の塩分は、大体〇・三〇〇・七％で、平均〇・五％と見てよい。今、發汗によつて失われる食塩の量を概算すると、

第九表　發汗程度と失われる塩分とビタミンC

發汗程度	失われる塩分	失われるビタミンC
一寸汗ばむ程度	二瓦	四〇瓱
可成り激しい發汗(毎時)	五〃	一〇〇〃
猛烈な勞働に伴う汗(毎時)	七〃	一四〇〃

茶匙にスレ／＼に平らに盛つた食塩は、大凡四瓦であるから、これを標準にして食塩を補給するとよい。

(三) 注　意

一、食塩の補給は、必ず果物類、野菜類、或は甘藷の如きものにつけて食べること。

一、前後三、四十分は水を飲まないこと。

一、食塩水は、特殊の止血法、或は下劑として應用せられることもあるが、食塩補給法としては、禁ずべきである。それは、單に下痢を誘發するに止り、補給の目的を達し得ないからである。又下劑の必要ある場合には、腸壁の創を治し得る「ミルマグ」(即ち水酸化マグネシウム）を用うべきである。

一、煮物に用いられた塩分は、便秘を起させる傾きがあるから、發汗後の食塩補給法としては、餘り好ましくない。

一、食塩補給上に多少の過不足があつても、差支えないようにするため、二週間乃至三週間に一回、無塩粥食日を行うこと。（第二九項參照）

一、ビタミンCは柿の葉の煮汁から攝らねばならぬ。（第一一三項參照）

二二、清水飲用法

(一) 効　能

水の効用は血液の循環、淋巴液の活動、体温の調節、生理的葡萄糖の發生、細胞の新陳代謝、毛細管作用の促進、内臓の洗滌、中毒の解消、便秘の豫防、グアニヂン發生防止、下痢の治療、嘔吐の治療、カルシウムの供給、体臭の消散、皮膚光澤の改善、酒毒の豫防、潰瘍の防止、癲癇の治療、發汗の處置等々、その効能は無限である。

(二) 方　法

1、大人は、一日どの位の水が必要か。それには、水は一日にどの道を通つて、どの位体外に排泄されて居るかを知らねばならぬ。

第十表　人体から失われる水分

肺からの呼氣に依り	六〇〇瓦	尿として	一、三〇〇瓦
皮膚汗腺から	五〇〇〃	糞便として	一〇〇〃
		合　計	二、五〇〇〃

故に、普通一日二五〇〇瓦、即ち二立半の生水の補給が必要である。水は、一部分は食物や飲料として攝るから、生水としての必要量は、一日一五〇〇瓦から二〇〇〇瓦を飲む必要がある。

2、何故に、生水が必要かと云うに、例えば下痢した時、いくら湯冷しや番茶を飲んでも、下痢は止らないが、生の清水ならば直に止つて治癒することを見れば、湯冷しと生の清水とは、生化學的には全く異つた作用のあることを知るべきである。

3、生の清水に馴れると、湯冷しや、一寸でも火にかけた水は、著しく味が悪いことが知られる。但し、汲んで置いて氣温で温つたもの、又は太陽熱で温つたものは、さほど味は變らないから、冷たいのが飲めない人は、こんな方法をとつたらよかろう。尤もこんな人は、始めに生水に少し湯を差して、ぬるまにして飲むのはよい方法である。而して、生水が平氣で飲めるように、練習することである。

4、塩水や、湯冷しや、お茶では、生の清水の代りにはならない。

5、毎日午前八時迄に飲む水の量は、水を飲まなかつた翌朝の最初に出た尿量の二倍半を飲むのが理想である。それから正午迄に二倍半、午後三時迄に二倍半、午後七時迄に二倍半とすべきである。

6、生水を飲みつけない人が生水を飲み始める時、虚弱者、又は種々の疾患の治療には、生の清水を三十分おきに三十瓦宛一日中飲むことを厳守するのがよい。こうすることに依つて胃潰瘍、腸潰瘍、十二指腸潰瘍等を防止乃至治癒し、又神経痛、リウマチ、癲癇なども治る。老人の夜間頻尿も、これを一ヶ月半續けることに依つて、夜起きなくなる。尤もその途中一時的に、一層尿が近くなることがあるが、これは瞑眩であつて一時的のものであるから、これに驚いて止めずに、早くこれを突破せねばならぬ。

7、食事の時、又は入浴して皮膚が赤くなつて居る時には、或る程度ガブ飲みでも、よく水が通つて行くものである。

8、一般には、朝起きて洗面の時にコップに一、二杯（約一合乃至二合）、それから午前中に概ね一分一瓦主義、即ち三十分おきに三十瓦宛飲み、晝食時に又コップに一、二杯、午後又三十分おきに三十瓦、夕食時にコップに一、二杯、夕食後就寝迄三十分おきに三十グラムとするがよろしい。これを計算すると、毎朝六時に起き、毎夜十時に寝るものとすると、約一二〇〇瓦の清水を飲むことになる。

9、發汗した時には、その發汗した量を補充せねばならぬ。發汗に依つて失う水分の量は、大体どの位かと云うと、大人については

第十一表　發汗の程度と發汗量

發汗の程度	發汗量
一寸と汗ばむ程度	四〇〇瓦
可なり激しい發汗(毎時)	一、〇〇〇〃
猛烈な労働に伴う發汗(毎時)	一、四〇〇〃

となる。普通就寝してから二時間位經つて、股間に指をやつて、それがべト〱する様であつたら、その場合の發汗量は、一夜三〇〇瓦である。十五、六才位迄でも、二〇〇瓦位は發汗して居る。夏季酷暑の候は、一日二立から四立(二〇〇〇瓦から四〇〇〇瓦)の汗をかくことは、めずらしくない。

10、發汗に依つて失われた量の水分は、これを生の清水として補給せねばならぬ。

11、下痢や嘔吐は、水分の喪失であるから、嘔吐したり、下痢したりしただけの水を補充せ

ねばならぬ。相當ひどい下痢（コレラの場合を除く）でも、その下痢で失う水分は一日六合を超すことはまずない。こんな時には、飲みたいだけ、飲めばよろしい。それが、自然の要求する適量である。水分を失つた時にすぐ水を飲まないと飲めなくなる。

12、酒を飲んだ時は、その飲酒量の三倍の水を飲んで置けば、酒毒に當らない。但しこの量は、日本酒を標準としての話である。燒酎とかウイスキーなど、アルコールの強いものは、飲む量は少くても、これを日本酒のアルコールの量に換算して、水を飲まねばならぬ（日本酒の場合の約三倍）。古來、「酔いさめの水下戸知らず」と云つて、飲酒後の水を推奬して居つたのは、自然の要求であり、一つの健康法であるのである。

酒を飲む前に、水を飲んで置けば、悪酔をしない。

（三）注　意

一、嘔吐や下痢の時は、水だけでよろしいが、發汗した時は、清水と食塩とビタミンC（柿の葉の煮汁から）とを補給せねばならぬ。

一、いかに盗汗があつても、失われた清水と食塩とビタミンCとを充分に補給して置けば衰弱しない。

一、平素生水を飲んで居る人は、傳染病に罹り難い。疫痢や日本脳炎や、日射病に罹るのは、平素水を飲まないからである。たとい罹つても、素早く水を飲ませ、微温湯の浣腸をしてやれば、それまで行かずにその回復も早い。微温湯の浣腸は、糞便の排泄もその目的の一つであるが、大腸から生の清水を供給すること、並びに腸内に發生した毒素を中和することの二つが、大きな目的である。そこで、浣腸用の微温湯は生の清水に、少量の湯を差して作ると云う必要を了解するであろう。

一、夏季、子供に水を飲ませないことは、子供に自殺を強要するようなものである。

一、下痢に生水を禁じ、下痢止めをやるから、下痢で死んだり、重態に陥つたりするのである。下痢に水さえ與えれば、ケロリと治る。

二三、ビタミンC補給法

(一) 効　能

ビタミンCは、壊血病、歯槽膿漏、歯痛、歯齦炎、微熱、發熱諸症、出血、皮下出血、潰瘍、喀血、吐血、下血、傳染諸病、皮膚病、殊に汗疣、濕疹類等の豫防、並びに治療に缺くことが出來ないものである。健康体は、平素一日二五乃至三〇ミリグラムのビタミンCを要するのであるが、微熱、發熱、發汗等があると、夥しくこれを消費するから、それを補充しなければ、病氣は段々惡化して行く。極端に云えば、風邪、流感、肺結核などに罹るのも、ビタミンCの缺乏であり、その他の傳染病に冒されるのも、皮膚や粘膜に皮下出血があるからであり、皮下出血は、ビタミンCの缺乏から來るものである。

(二) 方　法

1、ビタミンCの補給は、藥劑から攝るのは能率が惡い。何となれば、尿の試驗に依ると、五〇ミリグラムを注射しても　その吸收は僅かに十分の一の五ミリグラムしかなく、且つ効果は二、三時間しか續かないからである。ビタミンCは、柿の葉の煮汁か、柿の葉茶から供給せねばならぬ。生の野菜五種類以上（葉と根とが必要）を擂り潰して攝れば、これもビタミンCの補給になる。

爪に三日月のはつきりして居る人（特に拇指に）は、番茶からでもよろしい。普通の番茶は、一〇〇グラム（普通に熱湯をさして出したものであつて、煮出したものではいけない）當り二二ミリグラムのビタミンCを含むが、この頃のゴマカシものでは、これを期待することは出來ない。なお三日月のない人には、番茶は胃液の酸を中和して胃を悪くする。

2、柿の葉の煮汁は脱脂綿に浸して、汗疣、水虫等の時は皮膚に、歯の悪い時は歯齦に直接塗つてもよい。又柿の葉茶の出しガラに水を差して一晩おき、之にミルマグを六―一〇分の一位加えて洗眼すると眼の充血や結膜炎も良くなる。

3、食品中のビタミンCの含有量を、次ぎの第十二表に示す。

第十二表　食品中ビタミンC含有量

皮下出血を防ぐにはビタミンCの補給が必要

食品中ビタミンC含有量

野バラの實	1250mg%	夏ミカン	23～76mg%
柿の葉煮汁	600～800〃	青エンドウ	26〃
唐辛子(青)	186～360〃	セロリー	24〃
淺草海苔	243〃	甘藷	5～22〃
綠茶	60～240〃	ネギ	20〃
番茶	222〃	ラツキヨウ	20〃
ホーレン草	50～100〃	メロン	18〃
夏大根	96〃	大根(全)	15.7～20〃
小松菜	62〃	トマト	15.1～20〃
柿	49.9～72〃	馬鈴薯	12.6〃
レモン	32～56〃	桃	10〃
キャベツ	34～50〃	バナナ	8〃
蓮根	49.9〃	ニンジン	16～66〃
ミカン	36〃	玉葱	2〃
大蒜	30〃	ハマナス	2200〃

ビタミンCの作り方は次頁參照。

峻下劑なれば服用危險に付き用法は一日一粒から始められたい。

ビタミンCが缺乏すると齒槽膿漏、壞血病、及び皮下出血を起す。

ビタミンCが充分ならビタミンA、Bは自然に吸收されて完全に働く。

3、柿の葉から ビタミンCの作り方

イ、柿の葉の煎じ汁の作り方　柿は澁柿でも甘柿でも差支えない。六月から十月迄の間がビタミンCが最も豊富である。とに角青い間はよろしい。葉をとつて（採取の時刻は午前十一時から午後一時の間がよい）二、三日蔭干しにして、二つ折りとし、主脈を切り取つて、これを横に一分位の巾に刻む（鋏で切つては切口が縮むから片刃の庖丁で切ること）。釜か鍋に水一升一合五勺を沸騰させ、この中に今準備した柿の葉一〇〇枚分を入れ（刻んでから後四十分位が適當）、手早くかきまわして蓋をし正確に三分間煮出し、直ちに火から下して鍋ごとたらい等につけ鍋の外から冷水で冷す。冷えたならば、ガーゼ三重位で數回こすと約一升の煎じ汁が出來、これを口の小さい瓶に詰め、外を茶色の紙で包み（ビール瓶の樣な遮光瓶なら包む必要はない）、戸棚のような冷暗所に蓄えるのである。この中には一〇〇瓦當りビタミンCを六〇〇―八〇〇瓱をふくむから普通一日三〇瓦（一合の六分の一）をとればよい。汗の一〇〇瓦の中にはビタミンC一〇瓱をふくむから五〇〇瓦の汗をかけば、五〇瓱のビタミンCを失うから、柿の葉の煎汁一〇瓦飲めば、その補充が充分つく計算になる。人工榮養の嬰兒には、一日二〇瓦（二〇立方糎）を分與すると發育がよろしい。熱病患者にも一日四〇瓦（四〇立方糎位）宛を飲ませると下熱する。

柿の葉の煮汁は弱酸であるから、飲んでから四、五十分間以内には番茶類のような強アルカリ性の飲料を飲んではいけない。ビタミンCが無効になる。ミルマグも一緒に飲まない方がよい。

一、煮汁は、よく雲の様なオリが出來るから、これは始終氣を付けて、出來そうになつたらよく濾し直すのがよろしい。

盛夏の候は、腐敗し易いから、煮汁一升につき、藥用硼酸四グラムを、少量の熱湯によく溶いて、それが冷めてから、煮汁に入れてよく振つて混合して置けば、腐敗することはない。

一旦出來た煮汁を、再び火にかけると、ビタミンCはなくなるから、オリが出來たと云つて、熱氣消毒などしてはいけない。

ロ、柿の葉茶の作り方　前の様にお天氣の日だつたら二日間、曇りや雨の日だつたら三日間蔭干しにして、こんどは主脈をとる必要はないから、その儘横に一分（一分より幅が大きいと出ない）に切つて置く。一方、釜に湯を沸し、その上に蒸籠《せいろ》を載せ、先ず始め湯氣で充分蒸籠を溫める。それから一旦これをとりおろして準備した柿の葉を、厚さ一寸（約三糎）

位に、軽く手早く入れ、これをお釜に載せ、蓋をして時計を見る。一分半蒸したら蓋をとり、團扇で手早く三十秒間柿の葉を扇いで、葉に溜つた水滴を蒸發させて、又蓋をして一分半蒸す。これで、蒸籠を載せてから通計三分半經つたことになる。この時、蒸籠をとり下ろして、蒸せた柿の葉を、綺麗な新聞紙か、適當な底のすいた容器にあけ、これを手早くひろげて、太陽の直射にあてずに日蔭で乾燥する。一方蒸籠には、新たな柿の葉を盛り、お釜に載せて、前の操作を繰り返すのである。途中で三十秒間扇がないとビタミンCが水滴にとけて下へ落ちる。蒸した葉は、日蔭でよく風通しのある所で、成るべく早く充分に乾燥して、罐に密閉して保存するのである。こういう風にして作つた柿茶は、その乾燥さえ熟練すればその出した茶の中には、一〇〇グラム當り六〇〇ミリから八〇〇ミリグラムのビタミンCを期待出來るのであるが、一般家庭でやる時は、その操作が充分完全に行かぬから、精々まず四〇〇ミリグラムを含むものと考えたらよかろう。

一、そこで、平素のビタミンCの補給用としては、この柿茶でよいが、微熱があるとか、發熱して三十八、九度もある場合は、前段の煮汁の方を用いたがよろしい。

そこで、六月から十月頃迄、柿の青葉がある間は、煮汁を作つて飲み、尚適當の時機を見計らつて、秋から多にかけての補給用に柿茶を作り、十月の末、まだ柿の葉が赤く色つかない時に、その家族數を考えて、煮汁の方を一升でも五升でも、六升でも、必要なだけ作つて置き、病人が出た時とか、歯が痛んだ時とかに使うがよろしい。

ハ、柿の葉に關する諸注意

一、柿の葉を刻んで、その儘蒸さずに乾燥したのでは、ビタミンCは無くなる。又蔭干しも、晴天で二日、曇天や雨天だと三日を超すと、これもビタミンがなくなるから、超さないようにすること。濃厚液を作ると云つて、一升につき百枚以上を用いることは無駄である。又、濃縮操作も、今の處見込みはない。

一、柿茶を出すには、普通番茶を出すように、急須(金屬でないのがよい)に、一摘みの柿茶を入れ、これに熱湯を注いで、十分から十五分してから飲むこと、二度目から三度目が最も濃厚に浸出して居るから、一度で捨ててはならぬ。小人數ならば、一度出したものに、更に湯を注して翌朝までおけば、濃厚に出て居る。宵越しの番茶は毒であるが、柿茶は差支えない。

一、柿茶を水で出す場合は、水を注してから一時間半位置かねばならぬ。

一、柿茶の出したもの、又は煮汁を、清水に混じて飲むことは、良い方法である。然し、水中の酸素でビタミンCが酸化するから、餘り清水と混じて長く置いてはならない。先ず精々午前と午後との二回に分けて混じたらよかろう。

一、ビタミンCの定量分析は、今の處專門家でないと無理である。そこで、これが効く効かないかは、グラついて居る歯がしつかりするか否かで見るのが簡單である。

一、夏季煮汁に、若し悪い臭いがついたら、飲んではならぬ。

二、柿の葉の煮汁の攝取量

一、用量は、一般健康体で、顯著な發汗のない時は、一日三十瓦、即ち一合を六日間に飲む程度で差支えないが、發熱があつたり、發汗した時の補給量は、次ぎの第十三表、及び第十四表に依る。但し、量は煮汁の量である。

第十三表　發熱とビタミンCとの關係

体温（攝氏度）	ビタミンCの一日の破壊量（瓱）	柿の葉の煮汁の一日の所要量（瓦）
三六・五	四〇—六〇	三〇
三七・五	七〇—九〇	四〇
三八・五	一三〇—一五〇	五〇
三九・五	三一〇—三三〇	六〇
四〇・五	八五〇—八七〇	一五〇
四一・五	二、四七〇—二、四九〇	四五〇

第十四表　發汗とビタミンC補給量

發汗の程度	柿の葉煮汁によりビタミンC補給量（瓦）
一寸と汗ばむ程度	二五瓦
可成り激しい發汗	三〇〃
猛烈な勞働に伴う汗	四〇〃
盛夏の候の發汗	六〇—一二〇〃

註　1、普通一日に二五乃至三〇瓦が必要であるから、煮汁として三〇瓦は、氣の付く發汗がなくても必要であるから、この基本の三〇瓦に、表に示した量を加えた量を一日に補給すること。

2、ビタミンCの缺乏したものは、飲んで直ぐ効くと云う譯には行かぬ。そこで、或る程度持續して、その効果が認められる。

3、柿の葉煮汁はミルマグと混用することは、避けたがよろしい。生食に、ミルマグを入れることも、よろしくない。

一、乳児には、一日二〇瓦を水に混じて飲ませるがよろしい。この際、少量の砂糖、蜂蜜等を入れるのは差支えない。砂糖や蜂蜜を入れる量は、人乳の甘さの程度より甘くしてはいけない。大人の甘いと云う程度は、赤坊には甚だしく過剰である。この甘さに馴れると、甘味が強くなくては飲まなくなるから、始めが肝心である。

ホ、野バラの實　種子は峻下劑であるから、之を出して一日一粒攝ること。保存するには種子を出し、一分半蒸籠で蒸し、蔭干しにする。

ヘ、ビタミンCの効果

1、歯牙の正常發育に
2、內皮細胞組織の健全と保成に
3、毛細血管並びにグローミューの生理的作用に
4、細菌に對する抵抗力を增加する上に
5、酸素代謝上に
6、血球再生上に
7、正常血液凝固時間の保持に
8、血壓の正常保持に
絕對必要である。
へ、ビタミンC不足の結果は
1、血管、及び毛細血管の病變（脆弱性、出血性、皮下出血、黑斑、及び青斑を生ず、出血性紫斑病、靜脈瘤）
2、歯牙變性（壞死、齲歯）
3、歯齦の疾病（出血、弛緩、疼痛、膿漏）

4、關節、及び骨骼の變化（脱灰、及び脆弱）
5、粘膜出血
6、上皮組織に病變起り易し（口腔、腸に潰瘍）
7、感染に對する抵抗力の減退
8、成長障碍、及び体重減少
9、グローミューの硬化、變質、開放、又は消失、軟化、萎縮
10、腺の萎縮、或は擴大、副腎の分泌減少
11、甲狀腺の異常分泌（甲狀腺腫）
12、血液變性（或る種の貧血になり易し、血色素減少、骨髓破壞）
13、羸弱、沈鬱、及び易激性、血沈增多
14、脾、肝、腎、胃、腸等の自己重量增加、或は擴大
15、呼吸促迫、心悸亢進
16、血壓亢進
17、低血壓症

18、關節炎、神經痛、痛風、リウマチ
19、姙娠時胎兒に悪影響を及ぼす（例えば流産）
20、体温上昇傾向
21、四肢厥冷症々狀
22、浮腫の增悪
23、生殖力減退
24、白內障、綠內障發生
25、アレルギー性素因
26、眞性壞血病
27、早老を來す
28、死を早む
等々殆ど萬病の原因をなす。

二四、朝食廢止法

（一）効　能

殆ど總ての慢性的疾患に有効であるが、胃弱、胃酸過多、胃潰瘍、一般胃腸病、神經痛、リウマチ、頭痛、肩の凝り、便秘、慢性下痢、全身倦怠、その他取り止めて何處と云つて悪い所はないが、何となく元氣がなく、疲れ易い人等々は、何を措いても朝食廢止晝夕の二食とすべきである。

（二）方　法

最初から、斷然朝食を廢止して、晝と夕との二食とするがよい。然し、永年の習慣から、朝食に未練のある人は、始め少量のパンとか生ぬるのお粥にして、漸次廢止するのも一方法である。

果物はよいとか、生食ならば差支えないとか云うのは、かかる未練のある人を正しい道に入れる方便であつて、理想は清水以外は何も攝らないのがよいのである。味噌汁を飲んだり、牛乳とか、果汁のようなもの、紅茶、コーヒーの類などもいけない。正しくはお茶も番茶もいけない。又、十時半を過ぎればよいなど云うのも、一種の方便であつて、正式には太陽が中天に達する正午迄は、清水以外のいかなる食品も飲料もいけないのである。

カロリーが不足するからと云つて、朝の分を晝と夕に分けて攝る人があるが、これも不要であつて、却つて有害である。即ち、朝一〇、晝一〇、夕一〇、一日合計三〇攝つて居つた人は、朝を廢止して零とするから、晝一〇、夕一〇の一日二〇で差支えないのである。食物の所要量は、その絶對量でなくて、体内で消化吸收される正味の量である。そこで、たとえ一食にご飯三杯宛、一日九杯食べて居つた人も、その消化吸收が一日六杯分しかなく、殘り三杯は啗糞便と共に、胃腸で吸收されずに素通りして肛門から出たとしたら、その人は晝夕各三杯宛計一日六杯食べて居る人と、効率的には何等差はなく、三杯の餘計なご飯に對して胃腸が働いた丈けマイナスになるのである。朝食を廢止すると、その消化吸收率がよくなるから、一日九杯食べて居つた人も、爾後は一日六杯で差支えなくなるのである。差支えないばかりでなく、榮養が充分であると同時に胃腸の徒勞がなくなり、その他腎臓機能が正常となつて、永年の宿痾を忘れ、その健康は益々増進するのである。

朝食廢止の初期は、午前十時頃になると幾分頭がフラ〱したり、力がぬけるように感じたり、体重が減つて來たり、その他種々の症状が出ることがあるが、これは永年の悪習慣(朝食)を破つて、正しい生活に入るために、心身共に浄化されて居るのであるから、益々精進して朝食廢止、晝夕の二食主義の美を成就せねばならない。この時は清水を飲んで居れば差支えない。これ等の症状に驚いて、途中で中止するようでは、健康になることは出來ない。朝食廢止は、僅々一ヶ月位で著しい効顯を認める場合もあるが、一般には先ず三ヶ月、慾を云えば六ヶ月位經つて、始めて今迄の朝食が極めて有害であつて、「よくあんなものを食つて居たものだなァ」と云う氣持になる。朝食廢止は、胃腸の弱い人ほどやり易いが、又胃腸の弱い人ほど症状(瞑眩)も強いことがある。兎もあれ、健康になりこそすれ、生命が脅威を受けることはないから、思い切つて始めから姑息な手段によらず、断然朝食廢止の二食主義の勵行を望む。

(三)注　意

發育盛りの子供でも、高年の老人でも、乳飲み兒を持つた母親でも、少しも差支えない。望ましいことは、一家揃つて廢止することが理想である。理想通りに行かなければ、思い立つた人が、一人でも二人でも、斷乎として實行に入るがよい。

一、赤坊も、成るべく午前十時半までは、お乳を與えない習慣をつけるとよろしい。

一、幼児のおやつでも、午前十時半までは、やらない習慣をつけること。

一、朝食を廃止して、晝と夕食の時に生野菜五種類（緑葉と根菜が必要）を擂り潰して、その絞汁をコップ一杯（約一合）宛飲んだら、隔日に大きな蛔虫が二匹宛六十匹も出た人があるが、この意味からでも、朝食廃止がいかに有効であるかが判る。

二五、生食療法（その一）

（一）効　能

生食は、宿便の排除、体質の改造、グローミューの再生、補強、活動の増強、血液淋巴液の浄化、組織細胞へ活力の附與、細胞の新成等が行われるから、胃腸疾患、循環機能不全症、腎臓疾患、高血壓症、低血壓症、糖尿病、脂肪過多症、肥満症、脳溢血、中風、神經痛、リウマチ、結核、喘息、腹膜炎、腹水潴溜、結核諸症、皮膚病、その他の疾患に應用して、奇効を奏する。

（二）方　法

生食療法に用いる食品は、新鮮なる生の野菜であつて、生魚、雞卵、生牛乳、果實等は、この中には含まれない。而して、調味料は用いないのが正しいのである。唯發汗の激しい時は、發汗に依つて失つただけの塩分を、補給すると云う考えは必要である。野菜不足の時は、生の玄米粉を以て補うことがあるが、この場合は一日量として玄米一合（粉として約一合五勺）を限度とする。この時は、充分なる清水の飲用に依つて、便秘を防がねばならぬ。

果物は、少量なら差支えないが、生食に馴れない間に於いては、つい過食に陥る弊があるから、寧ろ始めから攝らないがよい。若し攝る場合は、少量とし、嚴にその量を過さないようにせねばならぬ。

トマト、胡瓜、茄子、南瓜その他の夏の實野菜も、果實と同様、嚴にその量を過さないように戒めねばならぬ。薩摩藷、馬鈴薯なども少量とすること。牛蒡、蕗等アクの強い野菜も、少量は差支えないが、多量はいけない。

生食として適當な野菜は、以上の注意を守つてその外のものは用いてよろしい。野草類も、餘りアクの強いものを避ければよい。里芋なども、アクのない所を少量用いること。

大根、二十日大根、夏大根、蕪、人參、ホウレン草、キヤベツ、芽キヤベツ、チシヤ、小松菜、漬菜、タカ菜、壬生菜、フダン草、シヤクシ菜、ウド、ニラ、葱、玉葱、里芋、八つ頭、長芋、ツクネ芋、自然薯、蓮根、サラダ菜、せり、セロリー、パセリ、ツル菜、もやし、ピーマン、南瓜、トマト、胡瓜、マクワ瓜、京菜、多瓜、茄子等、野草としては、タンポポ、よめな、なずな、はこべ、すべりひゆ、すぎな、つくし、のびる、野生ウド等である。しそ、さんしよ、薄荷の葉も、少量なら用いて味がよくなる。

葉は太陽の光線、根は地球の無機物である。理想としては、葉と根とを等量に用いることであるが、その邊は入手の都合があるから、適當に取捨してよい。

生食に用いる野菜は、枯葉や不潔な所を除き、よく洗い、特に根につく土を、ブラシで洗うがよい。而して葉の部分は細く刻んで、擂鉢で充分に擂り潰し、これに根の部分をワサビおろしでおろしたものを、よく擂り混ぜて成るべく早く食べるのがよい。擂り潰したものは三十分以上置かぬこと。携帶するには魔法ビンに入れること。擂り潰す期間は健康者で二、三週間、病者は四十五日間とし、それから段々刻んで食べるようにする。腸が馴れる迄吸收率が悪く、瘦せたり下痢したりするからである。特に爪に三日月の無い者は充分擂り潰すこと。

葉菜類を、一、二分間熱湯に浸して、消毒することがあるが、野菜が新鮮であり清潔であれば、熱湯を通さないのが理想である。

生食は、純生食連續四十五日間が理想であるが、一週間でも十日でも又一日でも二日でもよろしい。又一週間に一日の生食の場合は、擂り潰さなくてもよい。

(三) 注　意

一、長期の純生食に入る時は、火食を次第に減らし、概ね一週間位で純生食に入り、火食に移る時は逆に生食を次第に減らして、火食を増して行くのである。純生食の後も、異常な食欲増進に悩まされるものであるから、過食に陥らないように嚴に警戒せねばならない。

一、純生食に入ると、始めは体重が減るが、馴れると適當な所に落付くものである。然し本人がこんなもので榮養になるか知らとか、周圍がやかましい場合は、精神的に大きな影響を受けて、段々瘦せて行くから、常に本人は勿論のことであるが、周圍も充分なる信念を以て實行させねばならぬ。

一、純生食をやると、寄生虫は却つて死んで出て來るものであるから、心配することはない。よく洗えば野菜が新鮮である限り、寄生虫も細菌も心配は無用である。擂り潰せば、虫卵も潰れて了う。

一、生食の量は、純生食として一日量三百匁から三百五十匁(一一〇〇瓦から一三〇〇瓦)あれば、普通差支えないのであるが、これはその人の消化吸收の効率に依るから、一概に云えない。然しどんな場合でも、一日四百匁から五百匁あれば充分であろう。量の過不足は、体重の増減に依つて知られる。尤も始めの二、三週間は、今迄の火食の毒が排泄されるから、幾分瘦せて行くが、その後は段々回復して來ねばならない。それがその後も段々痩せて行くのは、生野菜の攝取量が不足して居るのを意味する。
一、野菜の代りに果實を攝ると、生野菜の不足の爲に榮養不良となり、且つ皮膚がきたなくなるから、果物は極力ないのがよろしい。
一、野菜の入手が充分でなく、玄米が入手出來る時は、一日量として生玄米粉一合五勺（玄米一合分）生野菜八〇匁から一二〇匁攝ることもある。然しこれは何處迄も代用品であるから、野菜が入手出來るようになつたら正規の生野菜のみの生食に復歸せねばならぬ。
一、純生食を一週間も續けると、体溫は一度位下つて、三十五度台になり、大變寒く感ずるが少しも差支えない。この場合火鉢や炬燵などに寄らないがよろしい。
一、純生食を實行する時は、居室の空氣の流通をよくし、裸療法や溫冷浴を實施して、生食の消化吸收効率を增進せねばならない。然らざれば、これ又榮養不良に陥ることがある。
一、純生食の時は柿の葉煮汁の必要もないし、又用いてはいけない。スイマグは差支えないが、生野菜と四十分以上の間隔をあけねばならない。
一、純生食を始めて一時的に便秘する人があるが、生水を充分飲んでいれば自然に便通があるようになるから心配はいらない。又下痢するのは宿便を出す為である。

二六、生食療法（その二）

（一）効能

この生食療法と云うのは完全生食の謂ではなく、煮たり燒いたりした食物を常用する人々のために二、三週間毎に、一回だけでも食した方が良いと云う生食のことである。生食に馴れない人が實行する方法であつて、その効能は純正生食に次ぐものである。

（二）生食品の種類

ア、果物—バナナ、オレンヂ、メロン、蜜柑類、梨、林檎、葡萄、瓜類。

イ、野菜—トマト、サラダ菜、白菜、キャベツ、胡瓜、大根、人參、モヤシ、チシヤ、カブラ、ホーレン草、セロリー、ミツバ、セリ。

ウ、球根—さつま諸、百合根。

エ、木實—胡桃、巴旦杏。

オ、補助食—生牛乳、半熟鶏卵、塩抜バター、燒パン二片位。

カ、調味料—果實酢、鰹節、海苔、葱、大根卸し、胡麻、罌粟。

（三）生食攝取法

先ず新鮮な品を選び、清水にてよく洗い、野菜は熱湯にて約一分間熱氣消毒して寄生虫を殺す。ここに云う生食療法は、普通煮たものを食している人々のためにお奨めする生食なるため消毒する。但し茎と葉、又は根などの熱氣の通りにくい部分は、庖丁を入れて適宜處理すること。

普通三週間に一日の生食法で充分であるが、循環機能不全症、腎臓疾患、高血壓症、糖尿病、脂肪過多症、リウマチ等に對しては、數日間連續應用することがある。もしこの場合に序でに長期完全生食に入る場合は豫め食塩の量を漸減する。即ち

第一日　五―一〇瓦
第二日　三―五瓦
第三日　一・五―二瓦

と漸次馴らし、又一兩日間は果實丈けで馴らし、次で一般の生食に入る。

尙お常に体重、尿量及びその比重の上昇等に注意して、實行しなければならない。

（四）調理と生食

生食は特別に調理法に注意し、嫌厭の情を防ぐこと。しかし出来れば、野菜を主とし他のものは単に補助として用いること、就中、補助食の項、及び調味料の項に列挙してあるものは、成る可くは用いない方が好ましい。

又生食は比較的消化吸収率が良くないから、充分に咀嚼するか、又は擂り潰して摂ること。部分生食でも、相当量の生野菜を食べて居れば、寄生虫が湧かない。たまに生食しない日があると、腸にかすが溜るから寄生虫が湧く。

(五) キャベツ療法

キャベツをゴムで横巻きにし、さしみ庖丁で横に切り、上半分のほうの切口に水を振りかけさかさにして紙で覆っておく。これを外面からはがしながら、摂取する直前にこまかく刻んで擂鉢で擂り潰す。これを体重十五貫以上の人は四十瓦、それ以下の人は三十瓦を一回量として午前九時半頃、午後三時頃、午後九時頃の空腹時に食べる。これを一回も休まず、三十日間続けると胃や腸の潰瘍が治る。途中で一回でも抜けた時は一日断食をして継続するか、始めからやり直す。

キャベツにはビタミンA、B_1、B_2、C、K、U、カルシウム、燐、鉄、葉緑素等を含む。作つたものをすぐ魔法ビンに入れておくならば一日位はもつ。

二七、寒天食療法　（寒天断食療法）

（一）効　能

宿便の排除、体質の改造、各種疾患の回復等。

（二）方　法

一本の素寒天（市販の四角長方形のもの、約二匁）を二合位の水で煮て、一合五勺乃至一合八勺位の容積の凝塊が出來るように作る。この中にスイマグ、蜂蜜等を入れるのであるが、その割合を表で示すと左の如くである。但し一食分である。

第十五表　寒天食の配合

素寒天	スイマグ	蜂蜜	食日数
一本	三瓦	二七—三〇瓦	一日の断食代用
一〃	三〃	二二〃	三日の断食代用
一〃	三〃	一五〃	五—七日の断食代用

斷食療法は、忠實に行えば効果絶大であるが、原則を守らぬと危險性を伴うものである。その代用として創案されたのが寒天食である。

一ヶ年に亘る漸進的斷食法（二日、四日、六日、八日、八日。又は三日、五日、七日、七日、七日の斷食）の代りとして、次の如き寒天食法を代用する。

第十六表　斷食代用の寒天食法

寒天食日數	平常食日數
一日	七日
二〃	七〃
三〃	七〃
四〃	一四〃
五〃	一四〃
六〃	二一〃
七〃	二一〃

尚お、一般西醫學實行者は、三週間に一日行うがよい。

(三) 疾病と寒天食日

胃腸障碍の人は、二週間に一日の見當で行うこと。間隔は成る可く正確にし、また動脈硬化、高血壓の人は、一週置き即ち八日目毎に一日行い、且つ實行日を正確にすること。

(四) 注　意

一、寒天食は、柔かすぎては腸管の支えとならぬから、必ず規定の固さにすること。

一、實行中は、毎日一回微温湯の灌腸を行うがよい。

一、實行中は、温冷浴はよいが、温浴だけにすることは避けた方がよい。

一、實行日の單位は、起床より就寢迄とし、半日とか、或は就寢を境として半日宛に亘つたりすることは不可である。

一、食量は、平常の飯の量位。一日に、寒天二本乃至三本位の見當。これより少いと腸管の支えとならぬ。

一、腸管の充塡が充分でない時には、脚湯法は避けた方がよい。

一、寒天食開始後、嫌になつて食べられなくなり、本斷食に變つた場合は、普通の斷食と同じ恢復期を必要とする。

一、完全に寒天食を續けた後は、別に恢復期間は必要ないが、しかし長期の寒天食後は、矢張り、要心の爲め、短期間の恢復期（重湯、粥の期間）を設けた方がよい。

一、寒天食により吐氣を催した場合は、蜂蜜を火に焙つて、少量を嘗めると止まるものである。

一、寒天が冷えて固形になると、食べにくくなる場合がある。この場合には、固まる直前（攝氏四十三度位の時）に、液狀のまま嚥下しても差支えない。（寒天は体內で固まる）

一、寒天食は、斷食の代りに行うのであるから、水とスイマグ以外の食物を取つてはならぬことは勿論、又、寒天へ酢や醬油を加えることも不可である。

一、寒天に黑砂糖を加えると、固まりにくくなる故、加えぬこと。

一、寒天の臭氣を取るには、少し長時間水に浸してから作ること。又、出來てから特殊の香料を二、三滴加えることもある。

二八、断食療法

(一) 効　能

断食の目的は、宿便の排除である。宿便は萬病の基と云われる位だから、これを實行して宿便を排除することは、殆ど總ての疾患の回復と、体質の改造に有効である。

西醫學斷食療法の目的は、健康な時に適時實行して心身を改造し、疾患に罹ることなからしめんとするものであるが、たとえいかなる疾患に冒されたとしても、直に斷食を實行するならば、決して悪化などすることなく、必ず回復するものであることを銘記すべきである。

次ぎに、斷食に依つて治癒する疾患の種類の主なるものを列記して、參考に供しよう。

胃病、直腸潰瘍、消化不良、便秘、肝臓肥大、虫垂炎、虫垂炎から來た化膿性腹膜炎、肝臓硬變、肥胖病、關節炎、糖尿病、肋間神經痛、喘息、ブライト氏病、水腫症、神經衰弱、偏頭痛、全身麻痺、癲癇、各種結核諸症、カリエス、肋膜炎、腹膜炎、各種傳染病、靜脉瘤、中耳炎、皮膚病、面疔、腫物、高血壓症、低血壓症、腦溢血、中風、貧血、濕疹、瘰癧、梅毒、扁桃腺炎、足部潰瘍、感冒、流行性感冒、血液循環不全症、脫疽、一般身体虚弱症、不

眠症、神経衰弱、ヒステリー、肉中毒、婦人病、脊髄癆、癌、肉腫、尿酸過多症、外傷各種等々。

私の経験では、殆ど萬病に亘つて好成績であつたが、元來の目的が健康時に實行して、疾患に罹らないようにすることである。

（二）方　法

正規の斷食法は、約一ヶ年に亘つて

男子は二日、四日、六日、八日、八日

女子は三日、五日、七日、七日、七日

と斷食し、その間に四〇日乃至六〇日を置くこと。若し何かの都合で、これ以上の間隔が必要となつた時は、一回だけ二日の斷食を行つて置けば、この間隔は二倍まで伸ばして差支えない。然し、この處置は一回限り有効であるのみである。

斷食を實行するには、拙著「西醫學斷食法」を熟讀し且つ經驗者の話をよく聞いて、充分理解して實行に入らねばならぬ。

斷食の準備としては、第一に差當り處理すべき仕事上及び身邊上の問題を片付けて置くことと、寄生虫を驅除すること。飲酒や喫煙の習慣のある人は、漸次減量して、斷食中に禁酒禁煙することと。家族に、よく斷食實行を理解せしめること。

漸減食—腸管の急激なる收縮を避けるために、行うものであつて、殆ど豫定の斷食日數と等しい期間に、段々食餌を減じて行き、遂に斷食に入るのである。例えば、二日間の斷食に於いては、第一日は平素の食量の半分、第二日は三分の一、第三日は零として、斷食に入るのである。

斷食中—つとめて生の清水をチビチビ飲むこと。毎日定時に厠に行つて、十五分位居ること。一日一回微温湯で浣腸すること。一日少くとも三、四十分間の散歩、又はこれに近い輕い運動をやること。

斷食中瞑眩が烈しく、水も飲めない、食欲もない、嘔吐が續く、頭痛等もある、リウマチとか神經痛とかに似た痛みがあるなどのこともあるが、これ等は健康を回復せんとする一つの症狀であるから、平然とこれに對處して、その瞑眩の經過を俟たねばならぬ。

豫定より早く斷食を中止しないこと、出來れば、一日でも二日でも延ばす方針をとること。

斷食終了後の漸增食—さて豫定の日數の斷食を終了したならば、これから漸增食に入るのであるが、一度漸増食に入ると、異常の食欲興奮から、思わず過食に陥り、斷食の効果を滅却するばかりでなく、生命の危險にも及ぶことがあるから、嚴に規定の漸增食に從わねばならぬ。指定の食量は、一日二十四時間中のものであつて、一回の食量はいかに少くてもそれが度重なつて、一日量が規定を超過することは、とりも直さず過食である。

斷食終了後第一日の食餌は、微溫の薄い重湯を茶飲茶碗に七分目を一回量として、晝夕二回とすること。食塩は、耳搔に二杯位、決して多く入れてはならぬ。その後の漸増食は、次ぎの第十七表及び第十八表に依ること。生の清水をチビチビ飲むことを、忘れてはならぬ。

第十七表　斷食終了後の食餌攝取法の概略表（一ケ年、五回の標準 斷食實行者のもの）

斷食日數／斷食後の日數	二日間斷食の人	三日間斷食の人	四日間斷食の人	五日間斷食の人	六日間斷食の人	七日間斷食の人	八日間斷食の人
第一日	精米湯	精米湯	精米湯	精米湯	精米湯	精米湯	精米湯
第二日	半粥（おまじり）	麥重湯	麥重湯	玄米重湯	玄米重湯	玄米重湯	玄米重湯
第三日	粥少量、野菜スープ（薄いもの）	半粥	半粥	麥重湯	麥重湯	同右	同右

第四日	普通食量の六分目	粥少量、野菜スープ(薄いもの)	粥少量	半粥	半粥	麥重湯	同右
第五日	普通食量の七分目	普通食量の六分目	粥從來の杯數野菜スープ(薄いもの)	粥少量	同右	半粥	麥重湯
第六日	普通食量の八分目	普通食量の七分目	普通食量の六分目	粥從來の杯數野菜スープ(薄いもの)	粥少量	同右	半粥
第七日	普通食量の九分目	普通食量の八分目	普通食量の七分目	普通食量の六分目	粥從來の杯數野菜スープ(薄いもの)	粥少量	同右
第八日	以下從來攝取量の九分目見當	普通食量の八分五厘見當	普通食量の八分目	普通食量の七分目	普通食量の六分目	粥從來の杯數野菜スープ(薄いもの)	粥少量
第九日	同右	以下從來攝取量の八分五厘見當	從來攝取量の八分目見當	以下從來攝取量の八分目見當	普通食量の七分目	普通食量の六分目	粥從來の杯數野菜スープ(薄いもの)
第十日	同右	同右	同右	同右	以下從來攝取量の八分目見當	普通食量の七分目	普通食量の六分目
第十一日	同右	同右	同右	同右	同右	以下從來攝取量の八分目見當	普通食量の七分目

第十二日
同右
同右
同右
同右
同右
同右
以下從來攝取量の七分五厘見當

第十八表　斷食終了後の生食漸增食法

斷食日數／斷食後の日數	第一日	第二日	第三日	第四日	第五日
二日間斷食の人	絞汁一二〇瓦	絞汁二〇〇瓦に擂餌一〇〇瓦混合	擂餌三五〇瓦	擂餌四五〇瓦	擂餌五〇〇瓦
三日間斷食の人	絞汁一二〇瓦	絞汁一八〇瓦	絞汁二〇〇瓦に擂餌一〇〇瓦混合	擂餌三五〇瓦	擂餌四五〇瓦
四日間斷食の人	絞汁一二〇瓦	絞汁一八〇瓦	絞汁一八〇瓦に擂餌五〇瓦混合	絞汁二〇〇瓦に擂餌一〇〇瓦混合	擂餌三五〇瓦
五日間斷食の人	絞汁一二〇瓦	絞汁一八〇瓦	絞汁一八〇瓦に擂餌四〇瓦混合	絞汁一八〇瓦に擂餌六〇瓦混合	絞汁二〇〇瓦に擂餌一〇〇瓦混合
六日間斷食の人	絞汁一二〇瓦	絞汁一八〇瓦	絞汁二〇〇瓦に擂餌二〇瓦混合	絞汁一八〇瓦に擂餌四〇瓦混合	絞汁一八〇瓦に擂餌六〇瓦混合
七日間斷食の人	絞汁一二〇瓦	絞汁一八〇瓦	絞汁二〇〇瓦	絞汁一八〇瓦に擂餌二〇瓦混合	絞汁一八〇瓦に擂餌四〇瓦混合
八日間斷食の人	絞汁一二〇瓦	絞汁一五〇瓦	絞汁一八〇瓦	絞汁二〇〇瓦	絞汁一八〇瓦に擂餌三〇瓦混合

第六日	播餌六〇〇瓦	播餌五〇〇瓦	播餌四五〇瓦	播餌三五〇瓦	絞汁二〇〇瓦に播餌一〇〇瓦混合	絞汁一八〇瓦に播餌六〇瓦混合	絞汁一八〇瓦に播餌五〇瓦混合
第七日	播餌六五〇瓦	播餌五五〇瓦	播餌五〇〇瓦	播餌四五〇瓦	播餌三五〇瓦	絞汁二〇〇瓦に播餌一〇〇瓦混合	絞汁一八〇瓦に播餌八〇瓦混合
第八日	播餌六五〇瓦	播餌六二〇瓦	播餌五五〇瓦	播餌五〇〇瓦	播餌四五〇瓦	播餌三五〇瓦	絞汁二〇〇瓦に播餌一〇〇瓦混合
第九日	同右	播餌六二〇瓦	播餌六〇〇瓦	播餌五五〇瓦	播餌五〇〇瓦	播餌四五〇瓦	播餌三五〇瓦
第十日	同右	同右	同右	播餌六〇〇瓦	播餌五五〇瓦	播餌五〇〇瓦	播餌四五〇瓦
第十一日	同右	同右	同右	同右	播餌六〇〇瓦	播餌五五〇瓦	播餌五〇〇瓦
第十二日	同右	同右	同右	同右	同右	播餌六〇〇瓦	播餌五五〇瓦

備考

一、表中の量は、朝食廃止の晝夕二食に於ける一回量である。

二、普通茶飲茶碗輕く一杯は大凡一二〇瓦である。
三、日本升一合は、一八〇瓦に相當する。
四、普通の場合、食塩は必要でないが、發汗した時は適宜これを加えること。併し第一日の食餌には、一回耳搔きで二杯程度とすること。
五、生野菜は五種類以上とし、葉と根とが必要である。果物は少量調味料程度とし、多くとると榮養不良となる。
六、生食の作り方に就いては第二五項を參照されたい。

（三）注　意

一、斷食は、むつかしくないが、その前後、特に斷食後の漸增食に於いて、異常の克己心が必要である。この際過食に陥つて、千仭の功を一簣に缺くことになつてはならぬ。斷食後の過食は、いくら戒めても、戒め過ぎると云うことはない。
一、斷食は、自宅でやるのが正規なやり方であるが、經驗のない方、又は愼重を期するためには、信用ある斷食道場でやるのが望ましい。
一、斷食をすると、その日數に應じて相當に瘦せて來るが、これを急激に肥ろうとしてはならぬ。斷食後の攝生を守つて行くことに依つて、所謂標準体重を獲得することが出來るのである。

一、嚴格に、斷食前、中、後の五十訓（拙著「西醫學斷食法」を見よ）を實行するならば、宿便と黑便とが排除され、長時間の睡眠の必要なく、疲勞することもなく、頭腦は明快となり、心身爽快、判斷力、決斷力共に明快となり、圓滿なる人格が完成され、他人の三倍以上の活動が出來るようになる。

一、次ぎに斷食に關する標語を擧げる。

1、西醫學斷食法は、働きながら實行出來る近代的社會に適應せる斷食法である。

2、病弱者も健康者も、萬病根治、心身改造の醫學的秘法として、本法を實行せよ。

3、病氣に罹り易い虚弱者は、本法に依り、心身を根本的に改造せよ。

4、健康を誇るものも、中年後は本法を斷行せよ。

5、本法は、唯一無二の合理的若返り秘法である。

6、血壓の高い人は、直に本法を實行せよ。

7、風邪にも、怪我にも、また腫物にも、本法はその恢復力を促進する。

8、特に本法は、胃腸病者、糖尿病者の救世主である。

9、断食に理解あれば、重病に恐怖心なし。

10、重症は、天の命ずる一種の断食と知れ。

二九、野菜粥療法

(一) 効　能

粥は老人には最も適した食餌として、古來尊重されている。老人でなくても一ヶ月二日位の粥食は、是非共實行したいものである。腎臓疾患、水腫、腹水、食塩過剰等に有効である。

(二) 方　法

普通の粥を作る場合、米の中へ、大根、人參、ホーレン草、ちさ、白菜、つる菜、蕪、その他場合によつては、里芋、薩摩芋、ごぼう等のうちの何種類かを、細かく千切りにし、この粥には、醤油、食塩、砂糖、その他の調味料の類を一切加えぬこと(但し微量の「味の素」を許すことがある)。

粥食日には、平常の食事の時間に、平生の飯の杯數と同じ程度に粥を食し、それ以外には、副食物、間食等を一切攝らぬこと(但し、果物、或は薩摩芋をふかすか、或は燒いたのに塩をつけずに食しても差支えなし)。即ち、無塩日、無糖日を兼ねることになる。

粥に加える野菜の量は、粥と半々より以下でよいが、野菜の量が多い程、その日の排尿は頻繁となる。一時間置より頻繁に出る人は、野菜の量を少し減ずればよい。尿量の多いのは、日常の過剰塩分が一時に排出せられるためであるが、この粥食日を終えると、それ以後の体内塩分吸収力は極めて好調となつて、塩分の過不足を來すことがなくなる。

老人は、榮養調節の意味からも、月に二、三回粥食を實行するがよく、一般西式實行者も、三週間に一日位の割合で實行することが望ましい。

特に、食塩補給法、二十分入浴法を實行中の人は、食塩の攝取に於ける過不足を調節するため、二週間乃至三週間に一日、必ず粥食日を加えることが必要である。

三〇、理想的食餌の攝取法

一、平常の食餌としては、副食物に野菜類三分、肉類三分、海草類三分、果物一分の見當とし、その總量が丁度主食物と同量となる位がよい。

一、但し住居や勤務先の地域、又は建物の高さに應じて、高い所では肉類（酸性）を多く、低い所では野菜類（アルカリ性）を多く攝る方針にすること。

一、これ等の食餌法を理想的に行うことは、なかなか困難であるから、三週間に一回位の程度で總決算を行う必要がある。その目的のために次の方法がある。

ア、斷食日　この代用としては寒天食がよい。

イ、粥食日　野菜だけを入れた調味料なしの粥。

ウ、生食日　煮たり燒いたりしたものを食わぬ日である。

エ、無塩日　一日中食塩を食べぬ日であつて、これは生食日、粥食日と兼ねてよい。

オ、無糖日　一日中砂糖を食べぬ日であつて、これも粥食日と兼ねてよい。

カ、ライスカレー日　十日に一度位、餘り辛くないものを晝食に攝るがよい。これは、咽喉、食道等に對して芥子療法を施すと同様であつて、咽喉及び食道を健全にする効果がある。

キ、五目飯日　月に一回位、種々の色素を補給する意味で食べる。

ク、小豆飯日　月に二回位、ビタミンBを補給する意味で食べる。

一、食餌の構成、榮養の過不足などは始めに一瞥する必要はあるが、食べ始めた後は、空、無の狀態で攝らねばならぬ。

一、美食は王侯貴人の襟度で以て、粗食はそれに應じた庶人の氣持ちで攝ること。位負けすると食餌が身にならぬ。

三一、脂肪攝取一粒主義法 （條件反射の方法）

（一）効　能

病弱、その他のため、痩せて居る人は、バター、チーズ、肝油等を次ぎの如く、一粒（一滴）主義で攝取すれば、適當に肥滿して來る。但し、毎日夕食後一、二時間を經て、一定の時間に攝ること。

（二）方　法

次ぎの第十九表に示すように、一粒（凡そ一分眞角又は米粒大）、又は一滴を單位として攝ること。

第十九表　脂肪摂取一粒主義法

連續日數	粒(滴)數	回數
3 日間	1 粒	第 1 回
3 〃	2 〃	〃 2 〃
3 〃	3 〃	〃 3 〃
3 〃	4 〃	〃 4 〃
3 〃	5 〃	〃 5 〃
3 〃	6 〃	〃 6 〃
3 〃	7 〃	〃 7 〃
3 〃	8 〃	〃 8 〃
3 〃	9 〃	〃 9 〃
3 〃	10 〃	〃 10 〃

卅一日目からは、毎日一粒（又は一滴）宛を増して、一日の攝取量が十粒乃至七十粒に及べば肥えて來る。

場合によつては、十粒を終つた後、再び一粒から繰返して十粒に及び、斯様にすること三回（三ヶ月）に達して完了する方法を取つても差支えない。

三二、ビタミン攝取法　（條件反射の方法）

（一）ビタミンＡ缺乏症に對して

夕食後、二時間位の時に、例えば肝油ならば

初回目　一滴宛攝ること　三日間

二回目　二滴宛攝ること　三日間

三回目　三滴宛攝ること　三日間

右の如く四日目毎に一滴宛增して、結局体重六十瓩の人が、茶匙二杯半に達すれば、缺乏症は全治するもので、爾後は中止する。（前項參照）

（二）ビタミンＢ缺乏症に對して

他のビタミンと異り、別に條件反射の應用は必要でない。一日中適宜の時間にビタミンＢを含む食物（出來るだけ新しい茶サジ一杯の無砂搗米糠、麥、もやし、小豆等）を攝ればよい。但し小豆は、徹底的に摺りつぶして絹篩でふるつた細粉を、一日、小盃一杯位（生臭い故、オブラートを用いてもよし）食する方法がよい。これは特に姙婦に應用すると、腎臓障碍、及び

脚氣を防ぎ、安産ならしめることが出來る（合掌合蹠併用のこと）。

（三）ビタミンC缺乏症に對して

例えば体重六〇瓩の人と假定して、蜜柑ならば、食後約三十分後に

初回目　　蜜柑の一房の半分を（三分の一房位から始めるのが理想的）　三日間
二回目　　蜜柑一房……………………………………三日間
三回目　　蜜柑一房半……………………………………三日間

右の如く、順次四日目毎に漸増して、結局七房か八房か位入つている蜜柑（鶏卵大）を三個に達するまで續けること。

罐詰の蜜柑を用いる時は、シロップを良く水洗して攝取すること。

柿の葉茶又は煮汁からとる場合は、その儘のめばよく、條件反射の必要はない。（別項參照）

ビタミンPは、毛細血管を働かすビタミンであるが、性質は大体、ビタミンCと同一で菖蒲の葉、夏蜜柑、柚子等の皮、及び汁の中に含まれている。

入浴の際、菖蒲、又は夏蜜柑、普通蜜柑の皮を袋に入れて攝氏四十度以内で三、四十分煮出すと、ビタミンが充分に浸出するので、この湯に入れれば、皮膚が美しくなり、風邪、赤痢、歯

疾を防ぎ健全になる。

但し菖蒲は全然新しいものよりも、一寸蔭干しにしたものがよい。

(四) ビタミンD缺乏症に對して

例えば、肝油を用いるとすれば、Aの場合と同樣であるが、多期（十月―四月）ならば茶匙二杯位、夏季（五月―九月）ならば茶匙一杯半に達するまで續行する。

又煮干、田作り、イリコ、丸干などの乾魚の中にあるから、これを三―五匹位攝ると、小麥粉の麥角中毒を豫防乃至治癒する効がある。

(五) ビタミンE缺乏症に對して

これもBと同樣、條件反射法の必要はない。小麥の胚芽、大麥及び米の胚芽、玉蜀黍、ちさ、キャベツ、小松菜等より、適當に補給すべきである。

(六) ビタミンG缺乏症に對して

鰻の肝臓等を用いる場合には、これを細かく刻んで、米粒大の一粒から始めて前記A、Cの要領で、四日目毎に漸増し、結局三ヶ月に至るまで續行する。

甘酒　少量から始めて、結局三合に達するまで繼續する。

牛乳　これも少量から始めて、結局五合に達するまで繼續する。

この外Gは、脂肪なき豚肉、犬肉（これ等は糞を舐める動物の肉という意味）、鷄卵、馬鈴薯（特に皮と實の接着部分）、菜の葉（青い所）、五穀、蕪の葉等に含まれている。

（七）ビタミン補給の順序

例えば肺結核の如きビタミンA缺乏者は、同時に殆どCも缺乏し、またB、Gの必要にも迫られているから、この三者を補給する必要がある。

そしてこの場合G、C、Aという順序でとるのが一番効果的である。即ち、初め上記に據ってGをとり、これを約二週間繼續して、Cを攝りはじめ、これを又二週間續けてから、始めてAの攝取に入るのである。

なお四日目毎に增して行く理由は、條件反射を確實に起さすためである。

三三、七福香ばし

(一) 効　能

各種のビタミン等榮養素の不足を補充し、特に副甲狀腺ホルモンの原料を補給する爲に毎日茶サジ二杯位宛服用するとよい。

(二) 作り方

1、	黒豆粉	一合	煎つて粉にひく
2、	そば粉	一合	
3、	小麥粉	一合	
4、	とうもろこし粉	一合	細粉にしたもの
5、	胡麻（白、黒、赤）	各三勺宛	煎つて粉にひく
6、	昆布粉	五勺	火であぶりパリパリにして粉にする
7、	黒砂糖	適宜	

1―4をホーロクで少しくいりながら混合し、5及び6を加え、さめてから7を適宜に加える。販賣している製品は成分は幾分異る。

三四、白砂糖の許容量

獨逸の諺に「白糖は灰盗（石灰――カルシウムの掠奪者）なり」とあるが、白砂糖を一定量以上に攝取すると、酸過剩即ちアチドージスを誘發するもので、疾病の七割五分はこの部類に屬している。

今体重一瓩當り、一日の許容量を示せば、次表の通りである。

第二十表　白砂糖の許容量

年齢	一日の許容用量
生後六ケ月までは	〇・一瓦
六ケ月後―一年まで	〇・二瓦
一年後―十歳まで	〇・三瓦
十歳後―二十歳まで	〇・四瓦
二十歳以上は	〇・五瓦

右表は体重一瓩當りであるから、實際の一日の許容量は、その人の体重を量つて、然る後に

決定すべきである。

例えば今、体重二〇瓩の八才の子供があるとすると、その子供の一日の白砂糖許容量は

0.3瓦 × 20 ＝ 6瓦 を超えてはならぬ譯である。

注　意

右は白砂糖の極量で、黒砂糖ならば、この三倍までは差支えない。

なお普通の大形角砂糖一個の重量は約六瓦である。

三五、咀嚼療法

胃腸機能の不完全なる人は、一時的方法として、咀嚼法を應用するのも一つの療法である。

その實行法は次の如くする。

最初大体一口五十回嚙むこと六ヶ月間　即ち一食事には約二千回咀嚼することになり約三、四十分を要する。

次いで一口二十五回嚙むこと三ヶ月間　即ち一食事には約一千回、時間は約三十分を要する。

次いで一口十二回嚙むこと一ヶ月間　即ち一食事に四、五百回とし、大体一ヶ年かかつて遞減的に普通の食べ方に復歸するのである。

注　意

咀嚼法は、あくまで一時的の療法として應用すべきもので、若しもこれを長期に亘つて永續する時は、終には腸機能の鈍麻を來し、言語澁滯や腸閉塞を起す懼れがある。

下痢などの一時的胃腸疾患は、一日か二日の咀嚼療法で治癒する。

三六、芥子療法

（一）効　能

肺炎、咳（肋膜炎、肺結核、喉頭結核、感冒等）、神經痛、肩凝、中耳炎、虫垂炎、ヒステリー、疲勞恢復、咽喉痛等。

（二）芥　子　泥

作り方　適當の容器に、普通百瓦の芥子に對し、同容量の湯を加えて充分攪拌する。子供の場合は芥子と饂飩粉とを半々に（幼兒の場合は饂飩粉《ウドンコ》の方を多く）混じて用い、ヒリ〳〵する痛みを薄らげる。

湯の溫度　最も効能を現わす湯の溫度は、攝氏五十五度であつて、七十度になれば効力を減じ、百度以上、又は三十五度以下では効果がない。

貼り方　手拭又は晒布に、約一分の厚さに芥子泥を塗り、患部の皮膚にガーゼを二枚置いて、その上から泥布を貼り、その上を油紙で覆う。

芥子泥の形狀は貼る場所に依つて工夫すればよい。

發赤檢視　二、三分の後、時々芥子泥布の端をめくつて、皮膚の發赤の度合いを檢視し、發赤したら泥布を直ちに取去ること。

五分以内で發赤するのは、効果の良く現われた方で、症狀も輕いことを示すが、二十分經つても尚お且發赤しないもの、及び發赤しても直ちに褪色消失するものほど重症に近いのである。

二十分經つても發赤せぬ場合は一旦中止して、皮膚にスィマグの薄い溶液を塗布し、四、五十分の後再び芥子泥を施すこと。肺炎等の場合二十分で發赤しなければ、間を四十分あけて何度でもこの方法を繰返して發赤するまでやり、途中で決して諦めてはならぬ。

注　意

一、回數は普通一日一回であるが、時には二回施すこともある。

一、發赤せぬからと云つて、決して二十分間以上貼付せぬこと。

一、一度使用した芥子泥布は捨てずに、これを火の上にて少し温め、尚お四、五回用いても差支えない。

一、發赤の消失した後芥子泥の爲に皮膚が荒れた場合は、スィマグの薄い溶液を塗布すればよい。

一、芥子は新らしい日本芥子がよいのだが、藥用芥子でもよい。臭の拔けたものは効かないが、保存するには粒芥子の方がよい。臭の弱い芥子は子供にもウドン粉なしで用いる。

一、粒芥子の場合は擂鉢に入れて湯をかくれる位に注ぎ二十分以上置き、擂潰して用いるが、貼る時に少し温めてあてる。

一、古い芥子の時は番茶の冷えたのか、又は大根卸しの絞汁を入れてかくとよく立つものである。

一、脚湯を併用する時は、夏は脚湯の後に、多は脚湯の前に芥子泥をやるのが有効である。

一、芥子のない場合は、胡椒、唐辛子、生姜、ワサビ等を用いる。

一、又麻のハンケチで以て、摩擦發赤させてもよろしい。

（三）芥子濕布法

濕布を施すべき部位の皮膚に、日本紙を敷く。その上に、一合の熱い湯に芥子を茶匙一杯位を入れて、よく攪き混ぜた芥子湯に浸して手拭を疊んで載せ、又少し厚い紙を重ね、更に乾いたタオルで覆つて、寢具が濡れないようにする。そして三分乃至五分の後、皮膚に發赤が現われたら、直ちに濕布を取り去り、次にタオルの溫濕布を約三十分間施す。その間タオルの溫度が下つたならば、取り換えることを忘れてはならぬ。

この方法は、特に幼兒の如き皮膚の弱い者に適する。

(四) 芥子浴

溫冷浴、足の溫冷浴、脚湯等の場合に芥子を少量混和して用いる。

又、幼兒の人事不省に陷入つた場合、盥に芥子湯を作り、これに全身を浸けて、發赤させると、蘇生する。この場合、湯一升について、芥子大匙一杯位とし、湯の溫度は、攝氏四十三度位がよい。

注　意

(二)、(三) の目的は、これによつて体表面に發赤せしめて、內部鬱血の逸散をはかる。つまり細菌の糧食を体表面に奪い取つて、菌を餓死せしめる方法であつて、多く咽喉部、胸部、背筋(背中に惡寒がする時や脊椎カリエス、脊柱打撲等の時は細長く脊柱上に)等に應用される。(四) の芥子浴は、癇性、いわゆる氣の立つたいらつき、ヒステリー、月經痛等の緩和に有効である。

三七、足の運動法

（一）効　能

足の故障は、大体、圖のような關係で、下から上体へと及んで行く。それ故、軀幹や頭部の故障を治すにも、先ず足の故障を治す必要がある。足の故障を治すことによつて凡ゆる萬病が自然と治されるのである。

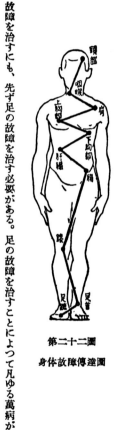

第二十二圖

身体故障傳達圖

例えば右足蹠の故障は右膝、右肺、右咽喉、右鼻の故障を惹起す。これを直すには右足の扁形運動、左足の上下運動、右膝の芋藥法（第六五項參照）等を行わなければ駄目である。

（二）方　法

これに左の五種がある。

1、扇形運動

足先、趾の附根の部分の炎症（モールトン氏病）を治すに用いる方法である。

圖のように、足の土ふまず以上の部分へ横の振動を與えて、この部分の痛みや水腫を散じ、左右の足を平等に揃える。

例えば右足の場合、仰臥して兩脚を上げ、右手にて右脚の脛の下部を外から握り、肘で膝を抱くようにし、左手を以て踵を摘み、兩手の調子に依つて足先きを左右に振り動かす。

2、上下運動

第二十三圖　足先きの扇形運動

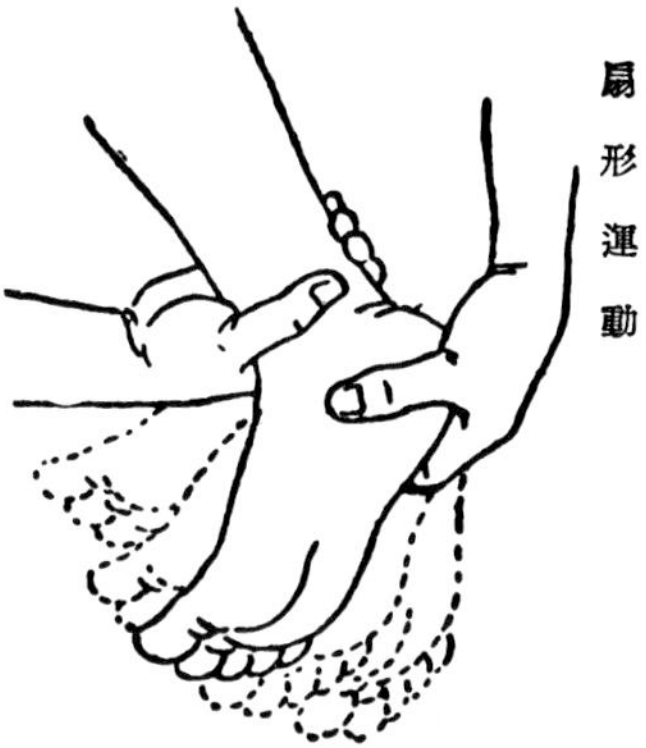

足の踝の部分の炎症（ソーレル氏病）をとる方法である。

圖のように足首の部分を上下に振動せしめて、足首の痛みを除き、左右の足を平等に揃える方法。
例えば左足の時は、左手を以て脛の下部を握り、これに右手を持添えて、足先きを上下に振り動かす。

第二十五圖　血管運動

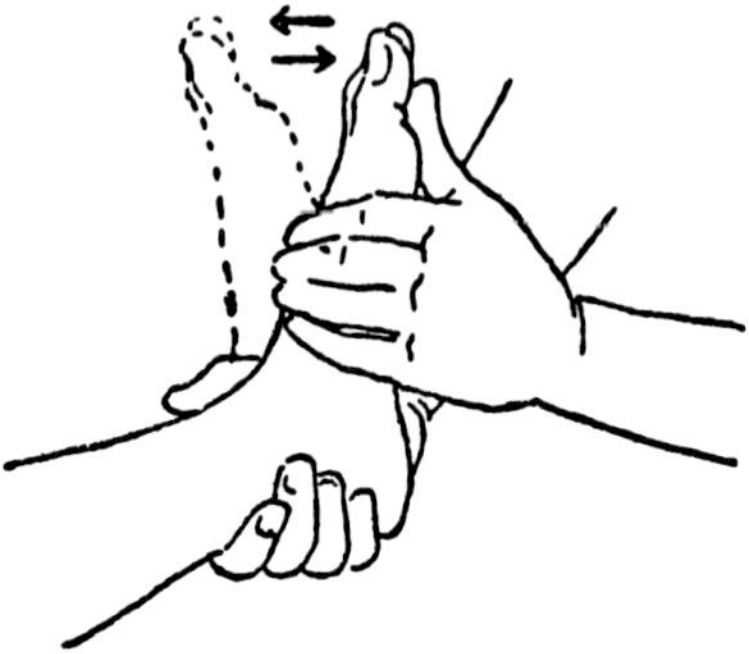

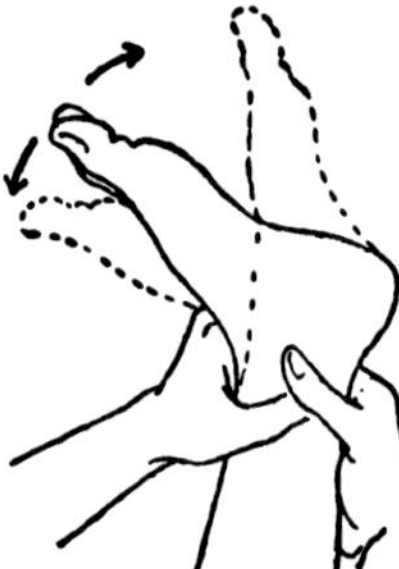

第二十四圖
足先きの上下運動

注意

以上二つの運動を必要とする人は扇形運動が左ならば、上下運動は右、前者が右なら、後者は左と云う様に、必ず反對になつている。左右の足に可成りの差があるのが普通故、三日位續けた後、一日だけ左右を取換えて行い、又三日續けると云うようにする。普通は朝夕、扇形、上下各一分半宛行う。

足の扇形と上下の両運動をやつたら、後で一分間位毛管運動をやつておくこと。特に坐つた位置でやつた時は必要である。

3、血管運轉法

下肢を三〇度位上げ、更に三〇度位外方へ開いた位置で、足全体を屈伸する運動。（二十五圖は他人に補助されている圖）左右交互に行う。

左足は動脈系、右足は靜脈系を司つている。

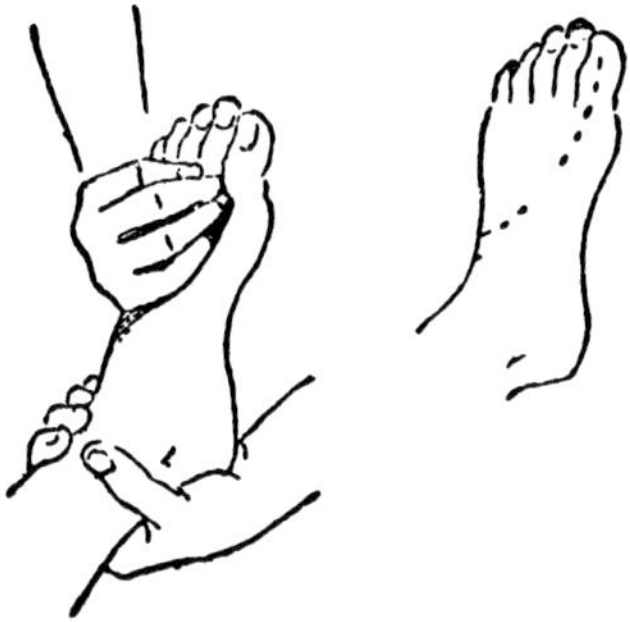

第二十六圖　心臟運轉

4、心臟運轉法

前段3と同じ体位で、足の斜外上部（圖を見よ）を足の甲の方へ、幾分内方へ煽るように屈する運動。

左足は左心臟（特に左心室）右足は右心臟（特に右心室）を司る。心臟衰弱に陥つた重症者は、左足の心臟運轉により、起死回生の効果を擧げることが少くない。

5、腎臓運轉法

前段3と同じ体位。圖のように、足の左右兩側を交互に捻る方法。左足は左の腎臓、右足は右の腎臓を司る。

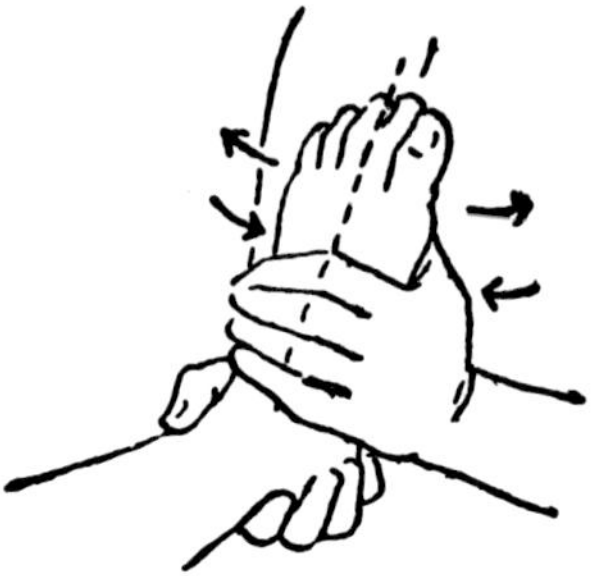

第二十七圖　腎臓運轉

（三）注意

これ等の操作の前後には、必ず毛管運動を一、二分やること。

第二十八圖　下肢柔軟仰臥法

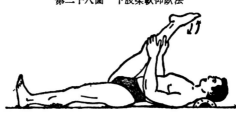

三八、下肢柔軟法

(一) 効　能

下肢の硬化は、種々の疾病の原因をなすもので就中、靜脈怒脹は凡ての疾病と關係を有つが故に、これを柔軟にする必要がある。

(二) 後面伸展運動

圖のように仰臥の位置で、一方の脚は平床上に成る可く眞直ぐに伸して着けたまま、他方の足もやはり眞直に伸したまゝで靜かに擧げ、垂直の位置を越えて、更に胸の方へと持つて來る運動。

これは、腓腹筋、大腿二頭筋、直股筋、臀筋、腹筋等を柔軟にし、種々の故障の原因を防止する。

注　意

一、擧げた方の脚は、膝を曲げぬようにし、時々爪先を反らす運動を行い、また毛管を與えること。

一、左右交互に伸すが、特に伸びぬ方に主力を注ぐこと。

一、下に着けている脚の膝が曲つたり、上へ上つたりせぬように注意すること。

一、急激にやると筋肉を切ることがある故、無理な伸し方は避けること。但し多少は痛い位に伸さぬと伸びて來ない。

一、場合により第二十九圖のように坐位で、爪先が目の高さに來るまで擧げる方法でもよい。

第二十九圖　下肢柔軟坐位法

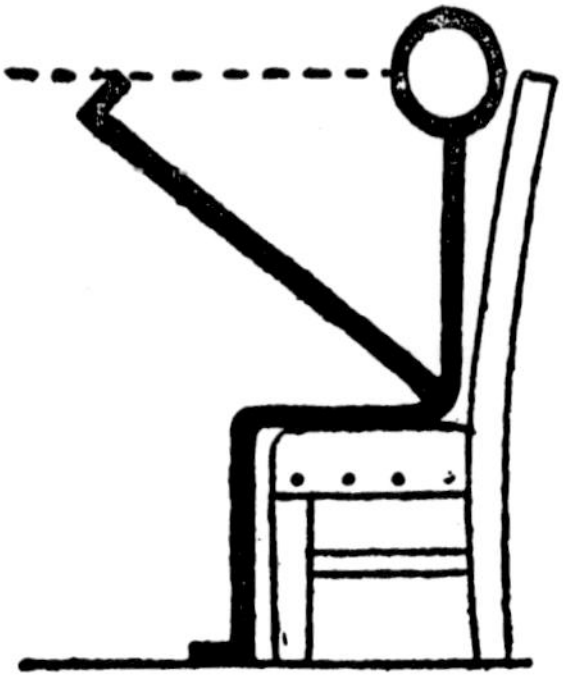

(三) 外側面伸展運動

前段と同様に仰臥の位置で、一方の脚は平床上に着けたまゝ他方の脚の膝を曲げて、その足先を反對側の肩に附けるようにする運動。

第三十図　足の外側面伸展運動

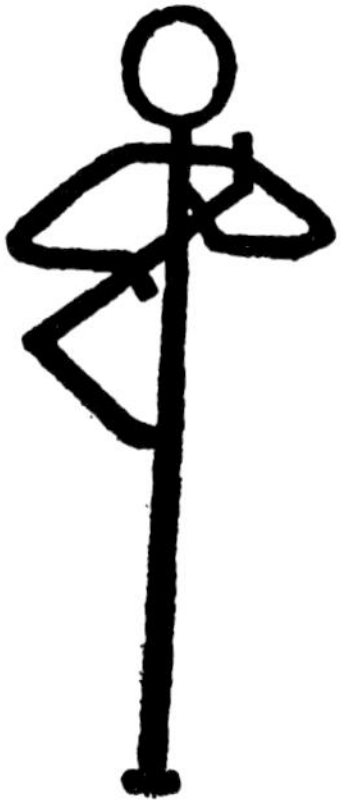

これは、外股筋、臀筋等を柔軟にする効果がある。特に視力を回復する。

（四）痔の運動法

下肢の静脈管にポンプ作用を起し、痔静脈の鬱血を治し、若返法にもなる。

1、丁字形運動　身体と下肢の開きを一二〇度として仙骨を堅い平面上に附け、身体を三〇度位に起し両手で支え、両足先を反りT字形をなすこと、左右交互に四、五十回宛行う。

2、脚捻法　両足を三〇度位に開いて一尺位の台又は蒲団を丸めた上に載せ止むを得ざれば水平の儘、両足先を反らして脚を外側に強く力を入れて捻る。次に力を抜いて内側に戻し、再び外側に捻る。これを五回繰返す。今度は両足先を伸ばし力を入れて脚を内側に捻る。次いで力を抜いて外側に戻し、再び内側に捻る。これを五回繰返す。かくの如く外内五回宛を四回繰返す（合計四十回）。同時に手を握つて捻ることも行うとよい。

三九、特殊毛管法

(一) 効能

膝關節の痛みのある場合に行う毛管運動であつて、普通では治らない場合に應用する。

(二) 方法

1、膝の部分に故障ある場合は、第三十一圖の如く足を上方より發條かゴム紐を間に入れて吊り、膝

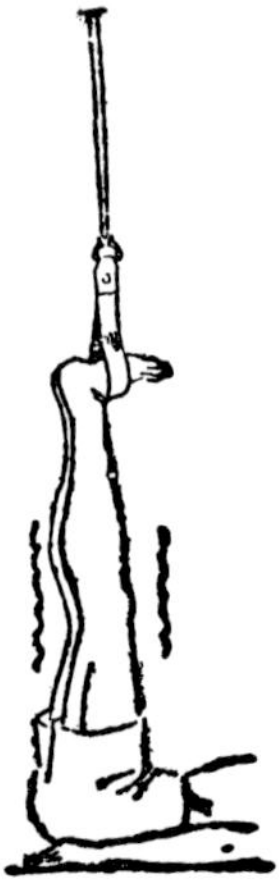

第三十一圖 吊り毛管

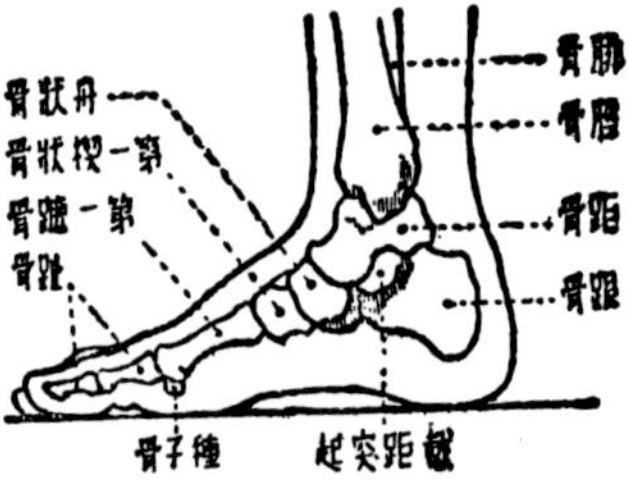

第三十二圖 足の骨骼

の部分へ荷重のかからぬようにした狀態で毛管を行う。

2、足關節、或は舟狀骨關節（足の圖解を見よ）に故障ある場合は、第三十三圖の如き足枠を作つてこれに當てて毛管を行う。

第三十三圖　足枠毛管

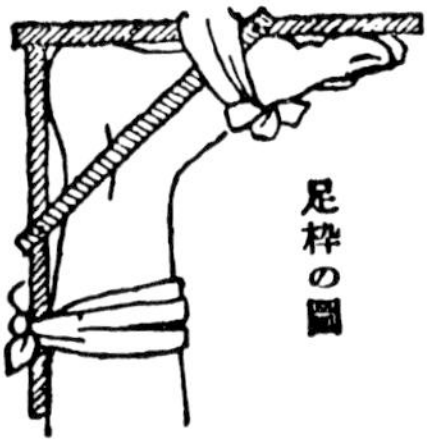

3　手の指の毛管

瘭疽等の出來たものは、指と指の間へ綿、又は適當の壓抵物を挿み、指と指とが接觸しないような狀態にして、毛管を行う。

4　霧吹毛管

咽喉の炎症等の場合、この部分の血液循環を助ける毛管法として、霧吹療法がある。坐るか、或は椅子に腰かけた位置で、先ず手を上へ擧げて毛管運動を行うこと一分十五秒、次に手を下へおろして一分間休み、再び上へあげて振動すること一分十五秒、下へおろして一分休むと云う工合に、これを十一回繰返す。この場合、咽喉部に冷濕布をすること。扁桃腺炎、喉頭結核などによろしい。又、聲のかれたのを治す時にも用いる。

第三十四圖　半　毛　管

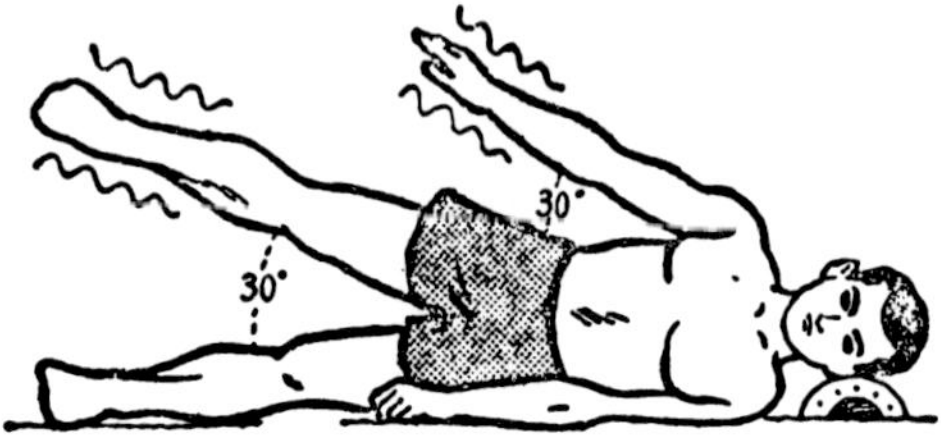

5　半毛管

第三十四圖のように、右下又は左下に側臥し、左側又は右側の手足の毛管を行う方法。これは右半身、又は左半身の筋肉や神經の發達程度、或は機能狀態などが揃っていないとき、一般に弱點のある側の毛管運動によつて左右の不同を揃えんとする方法である。

注意

一、適當の枕を當て、手及び足の角度を夫れ〳〵約三十度位に開いて、毛管を行う。

一、行う時間は、二、三分を一回とし、狀態に應じてこれを何回も繰返す。

6　四十五度毛管

普通の毛管の場合と同樣、仰臥の位置で、適當に枕を當てた姿勢にて、兩脚を垂直にあげて、各々四十五度宛左右へ開いた位置で毛管を行う方法。

月經不順、白帶下等の場合に應用する。その他、男女共、一般に生殖器官の機能補強に應用するとよい。

(三) 片足で立つ法

1、効　能

片足で立つことは三百十二本の筋肉にそれぞれ活動を与えることになり、四十分立てる人は身体に故障がないことを示す。婦人は二十五分でよい。

2、方　法

前後に毛管運動を行つて足の故障を治し、左右交互に練習する。片足を大腿が水平になるように挙げ、他の片足でじつと立つ。立つ方の足首に前後左右から柔い真鍮のスプリングで繋ぎ、それに鈴をつけておき、鳴らないように努力する。

四〇、蓬萊下駄

（一）効　能

この蓬萊下駄で、板の如き固き平面上に一分二十秒間、姿勢正しく兩脚にて直立し得るようになれば、全身体六百六拾二本の筋全体が均等に微妙なる運動を起しているもので、この狀態になれるよう練習を重ねるときは、脳溢血も脳貧血も癌もはた又、他の疾患にも冒されることがないのである。これは人体を旋轉儀（ヂヤイロスコープ）として考えることが出來るのである。

（二）方　法

始めから、兩方共に靜止狀態で直立すると云うことは困難だから、最初は左の方の脚のみで直立する心構えをし、右足の下駄で加減をとり、前に倒れそうになれば大急ぎで右足の先端を地面に着けて安定をとり、後方へ倒れそうになれば、右足の後部を地面に着けて、素早く上体を支えて安定をとり、斯くすること數回練習することによつて、遂には數十秒直立することが可能となるものである。然して又その反對の右足で直立する練習を續けるに於いては、後には

第三十五圖　蓬萊下駄

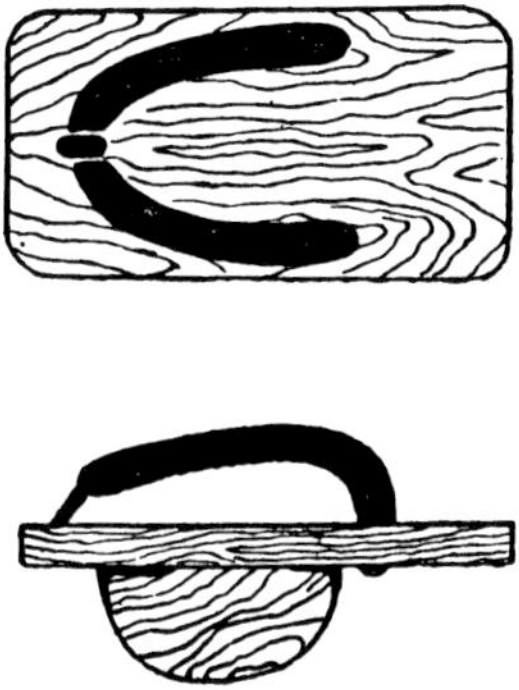

直經３寸位の半球を下駄の中心より６分位前方に附したもの。

兩脚で目的を全うすることが出來るのである。又、球を減らない金屬で作つたものを用い、始め五分位から段々練習して四十分位まで庭を歩くと、色々の故障が除かれる。これで月經不順が治つたと云う人もある。

その他足先の高い、ハイヒールの逆で二四度の傾斜をもつた下駄又は靴は、腓腹筋を伸ばし、靜脈瘤、高血壓、難聽、耳鳴等を治し、若返りの効がある。後のはまを削つた下駄を一日二、三十分はくとよい。

四一、脚絆療法

(一) 効　能

静脈瘤もまた、種々の疾病の原因をなすものだから、脚絆を利用して治すのである。

(二) 方　法

一反の反物を縦に五寸巾位に截つて半分に折り、二本の繃帯を作つておく。又二組のゲートルを紐の付いていない方をつなぎ合せたものでもよい。

就寝二時間位前に、先ず毛管をやり、それから用意している繃帯で、足の先きからグルグルと股の半分まで、足先程強く、又顔を出さぬようきつく巻きつける。そして一尺から一尺五寸位の高さの臺を作つて、それに両脚を乗せたまま安静にしておく。大体二時間位で繃帯を取り去り、更に毛管運動をして就寝することを忘れてはならぬ。

(三) 注　意

一、一晩中巻きつけていると血液の循環を害する故二時間位で取り去ること。但し水平の位置ならば一晩中でも差支えない。

一、夏分暑くて汗が出て困る人は脚絆の下に絲瓜の薄いのを入れて、その上を巻いてゆく。

一、病状と体質にもよるが、全快まで毎夜繼續すること。

一、繃帯中、体温が刻々に上昇してゆく者と下降する者とがある。この熱發、下熱症状を療法と心得る心境を豫め作つておくこと。そしてこの熱發は繃帯を去ると共に次第に下降するものであり、下降するものは平熱に近づくのである。

一、脚絆療法を行うに際し、發熱者は番茶、トマトの搾汁、柿の葉煮汁等をコップ一杯與えて、ビタミンCを補給しておく。但しその際、嘔吐を催おす人には、更に鰹節等で調味した飲料を、やはりコップ一杯與えるとよい。

一、脚絆療法を行うときは、咽喉の炎症を再發することがあるが、その時は「スイマグ」含嗽をすること。又温濕布若くは芥子泥布の貼付を施すこと。

一、心臓の鼓動を起すものがあるが、早いのはその時、遲きも二週間以内に、夫々故障が治癒に向うものだから、堪えられる程度にて施行すること。

一、各種痔疾患に、極めて有効である。

四二、婦人並びに姙産婦の運動法

(一) 効　能

安產をする方法で、今まで難產のものも本方法を實行するときは、極めて安々と出產するものである。

又一般婦人病、例えば子宮發育不全、子宮後屈、月經異常、無月經、不姙症、卵巣嚢腫、子宮筋腫、子宮癌、胎兒の位置異常、子宮內膜炎、膣炎等は、この方法に依つて回復する。又この方法を常に朝夕行う時は婦人病及男子生殖器諸病を豫防並びに治療することが出來る。

(二) 方　法

次に擧げる運動法は、產前は分娩直前まで、產後は三週乃至五週以後に行う。

1 合掌合蹠法

左右の四肢の筋肉、神經を平等に揃えて、全身的な調和を計る方法であるが、特に合蹠法は、骨盤底、腹部、上腿、下腿、足等の筋肉と神經の機能、血液循環等を順調にして、胎兒の發育や分娩を容易にする方法である。故に、婦人は月經開始から、毎日朝夕實行すれば決して婦人病に罹ることはない。特に、スポーツに興ずる女學生並びに常に立業に從事する婦人には、必須の方法である。

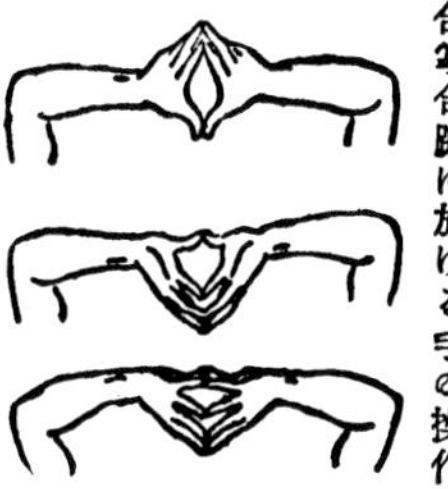

第三十七圖 合掌合蹠に於ける手の操作

實行法

一、合掌合蹠は、坐つた位置で行うこともあるが、妊婦が行う場合は、普通仰臥位とする。

一、合掌を行うには、先ず兩手の指を開いて指頭を合せ、兩側から押しつけるようにする運動を數回、次にそのまゝの位置で手を前後の方向に、つまり前膊の長軸を中心として、充分に力を入れて廻轉すること數

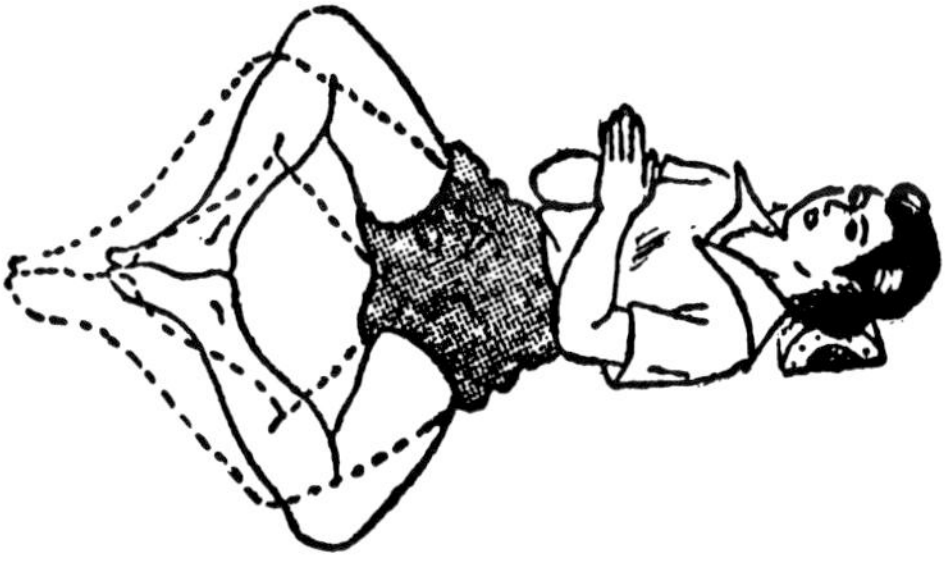

第三十六圖 合掌合蹠法

回。次いで手を垂直の方向に立てた位置で合掌する（合掌法参照）。

一、合蹠は、下圖のように膝を曲げて開き、蹠をよく合せた位置で、足を前後の方向に、往復的にすべらす運動を十數回行う。すべらす距離は、足の長さの一倍半程度とする。そして後五分乃至十分間その儘合掌合蹠して居る。

一、運動中、膝はなるべく開き、兩方の蹠がなるべく離れぬように注意すること

一、起床時、就床時に寢床の中で行う外、隨時行うとよい。但しその前後に金魚、毛管を行う方がよい。

2 リーペンシユタインの運動法

獨逸のリーペンシユタイン博士の「產前產後の体操法」には、腹部の運動法として三種、骨盤底の運動法として二種、大腿及び下腿の運動法として一種、計六種のものが擧げられている。しかし金魚、毛管、足首の運動法、腹筋の强化法及び合蹠法を實行すれば、これらの六種類の

第三十八圖　足の屈伸運動

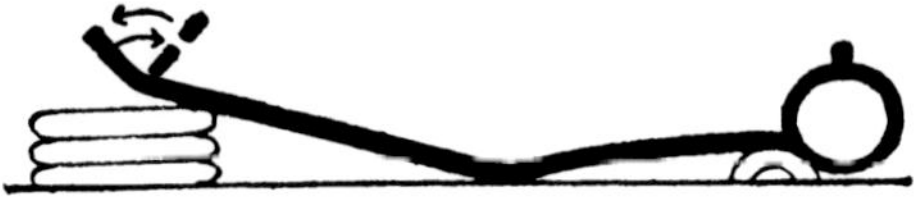

第三十九圖　膝を開閉する運動

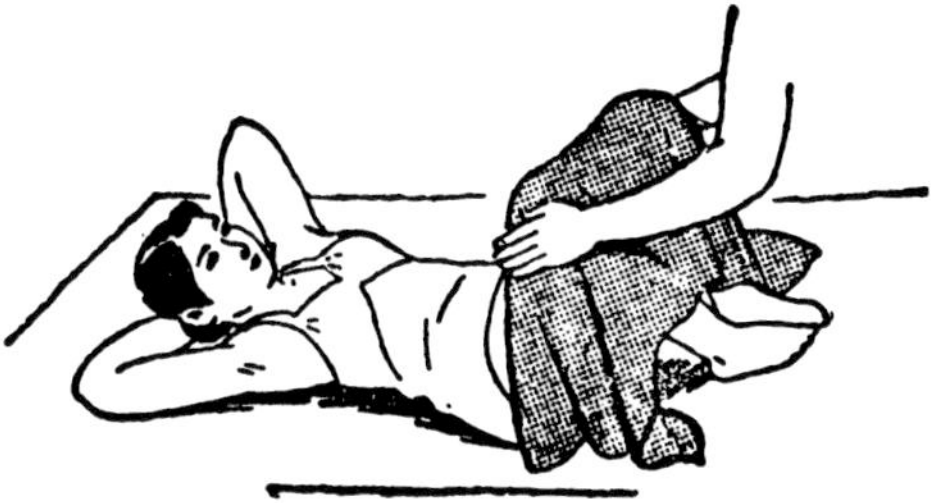

運動は全部含まれる。但しこの腹筋の強化法は、姙婦の体力に應じて、過激に亘らぬよう注意すること。

そこで次には、只補助的な應用法として、三種の運動法を擧げて置くことゝする。

イ　足の屈伸運動

全身の血管に運動を與えるのであるが、特に下肢の血液の循環を旺盛にする。第三十八圖のように適當の厚さの敷物の上へ足をのせ、足先を反らしたり伸したりすること十數回、但し前後に毛管を行う方がよい。

ロ　抵抗に抗して膝を開閉する運動

骨盤を擴張し、臀筋及び股筋を強化し、安産をする。第三十九圖のように仰臥位で、膝を立て、手を後頭部へ組むか、或は硬枕を當てた姿勢で、上半身は十分弛めて置く。この時、助手が圖のように、兩膝の外側へ手を當て、膝をすぼめるようにするのに對し、姙婦は徐々に出來るだけ膝を擴げるようにする。

次に助手が手を膝の內側へ當てゝ膝を擴げるようにするのに對し、姙婦は、徐々に膝をすぼめて、ぴたりと閉ぢるまで續ける。

注　意

一、抵抗が强すぎて、姙婦の膝がふるえたり、運動が斷續したりせぬよう、成る可く徐々に、等速的な運動を行わしめること。

一、回數も疲勞せぬ程度に、適宜に定めること。

一、助手の代りに、弓術の練習に使う彈力帶を膝へかけて、開く運動を行うこともある。

八　骨盤底の運動法

膣の括約筋を强化し、その性的活動を補强し、分娩を容易にする。

前段ロと同じ体位で、膝を稍擴げた位置。

最初、肛門を出來るだけ强くすぼめ、臀筋組織を烈しく收縮させる（恰も盛んに催して來る便通を一生懸命こらえるような狀態）。斯樣な緊張狀態を適宜の時間續けた後、筋肉を全

部弛緩させて休息する。これを三乃至五回行う。(注意は前段と同様)

四三、標準血壓

極めて通俗的な考え方から言つて、心臓が收縮した時の動脈内の壓力が最大血壓、心臓が弛緩している時の動脈内の壓力が最小血壓、その差が脈壓である。今これらの血壓の間の純理論的な比例を算出すると次のようになる。

第二十一表　標準血壓比

最大血壓	最小血壓	脈壓
三・四	二	一・四
又は 1	$\frac{7}{11}$	$\frac{4}{11}$

米國の十萬人に就いての統計では、この比例は殆ど３：２：１となつて居るが、我邦での數千人に關する實測値の平均は、次のようになつている。

（殆ど　1：7/11：4/11）。

第二十二表　日本人年齢別標準血壓表　（男子）（粍）

年齢	最大血壓（平均）	最小血壓（平均）	脈壓（平均）	年齢	最大血壓（平均）	最小血壓（平均）	脈壓（平均）
五―一〇	九〇	六〇	三〇	四六―五〇	一二八	八一	四七
一一―一五	一〇〇	六四	三六	五一―五五	一三一	八三	四八
一六―二〇	一一〇	七〇	四〇	五六―六〇	一三四	八五	四九
二一―二五	一一六	七四	四二	六一―六五	一三六	八七	四九
二六―三〇	一一九	七六	四三	六六―七〇	一三九	八八	五一
三一―三五	一二一	七七	四四	七一―七五	一四一	九〇	五一
三六―四〇	一二四	七九	四五	七六―八〇	一四三	九五	四八
四一―四五	一二六	八〇	四六	八一―一〇〇	一三八	九二	四六

（註）女子は男子よりも一般に五ミリ位低い。

年齢による標準血壓を算出するには、次のような簡便法がある。（但し二十一歳以上）

$$\text{男子の最大血壓}=115+\frac{\text{年齢}-20}{2}$$

$$\text{女子の最大血壓}=110+\frac{\text{年齢}-20}{2}$$

また血壓を實際に測定した時、その比例が標準に合しているか否かを見るには次のようにする。

$$\text{12歳以上の場合……}\frac{\text{最大血壓}}{\text{最小血壓}}=1.57$$

$$\text{12歳以下の場合……}\frac{\text{最大血壓}}{\text{最小血壓}}=1.5$$

例えば、この比が一・三七以下となれば脳溢血、一・八三以上ならば栓塞、結核、癌、肺炎等に冒される惧れがある故、成るべく一・五七に近づけるように努力しなければならない。

そのための實際方法としては、平牀、硬枕、金魚、毛管、裸療法、足の温冷浴、寒天食療法、生食療法、足の運動法等の外、特に下肢柔軟法を實行するのが急務である。

四四、赤血球沈降反應

普通「赤沈」或は「血沈」と呼ばれている反應のことで、この反應が速すぎたり、遲すぎたりすることによつて、その健康狀態とか、疾患の程度とか、豫後判定とか、或程度の鑑別診斷等を行うことが出來るものである。

赤沈促進の疾病と症狀　熱性の疾患、組織の崩壞による蛋白質吸收、炎症產物の吸收、アチドージス、重症の貧血、腎臟の機能不全等。

赤沈遲延の疾病と症狀　赤血球增多症、アルカロージス、重症の惡液質（昏睡と痙攣）、實質性黃疸、過敏症性ショック等。

いずれにしても、赤沈に影響する最も重大な因子は、血漿蛋白体の比例の變化で、その他の條件は、第二次的のものである。

一酸化炭素の中毒は、赤沈とは直接的關係はないが、赤沈促進を示せる患者に「スイマグ」と「鶴間」とを應用すれば、急速に正常値へ近づかしめることが出來る點より見て、血漿蛋白体の安定を保たしめる條件が、矢張り全身的な機能平衡の中に求められることは、明らかである。又柿の葉煮汁によるビタミンC補給によつても、促進は大抵正常となる。
左に赤沈反應の標準を示すべき表を掲げる。（但しウエスターグレン氏法により、一時間後の沈降距離を、ミリメートルで示す）。

第二十三表　赤血球沈降反應

男子	女子（月經中及び妊娠中を除く）	
二粍以下	三粍以下	遅延
二―五粍	三―八粍	正常（成人）
六―一〇粍	九―一二粍	境界値
一一―二〇粍	一三―二五粍	輕度促進
二一―三〇粍	二六―三五粍	中度促進
三一―六〇粍	三六―六〇粍	強度促進
六〇粍以上	六〇粍以上	最強度促進

赤沈の測定は醫師に依頼すること。

四五、暗示療法

ツェルニー氏その他の實驗によれば、吾々の熟睡時は、睡眠に入つて後、普通一時間乃至二時間（平均一時間四十五分）の時であつて、この時間は、自律神經である交感神經と迷走神經とが平衡狀態となつており、いわゆる五官皆空の時間であるから、この機を狙つて暗示療法を施すと最も効果的である。

針の先を五分位出して割箸の間に狹み糸でしばり、之で足蹠をつついて、默つて一寸足を引込める時は熟睡しているのである。目の覺めている時に行つてはいけない。

術者は、四十分行完了の手掌を上に擧げて一寸振り、掌が蒲團に觸れない程度に、患者の額の上から靜かに臍の上方へ、移動し、そこで手を下に降して一寸振り、又上で振つては繰返し、かくして一回五秒位の速さにて、移動すること數十回に及ぶのである。

その間、被術者を精神的に善導し得るの信念を十分確保し、また暗示に必要且つ適當な言葉を繰返して實行すべきである。從つて術者は、時に被術者に對して敬信されているものほど効果が多い。

特に女子には男子、男子には女子というように、異性の暗示が良結果を現わすものである。

又暗示の言葉をレコードに吹込み、反覆使用するのも良法である。

精神異常者、各種の悪癖矯正、子供の偏食、學力増進、その他一般の精神的善導に應用して効果てき面。酒呑みの夫ならば「酒は呑まない。酒は嫌いになつた。」寢小便の子供ならば「寢小便はしない。起きて便所へ行く。」という言葉を用いるが、適當な言葉がなければ「良くなる〳〵」でよい。

四六、視軸矯正法

（一）効　能

疲勞回復、左右の眼を揃えること（亂視等に）等。

（二）方　法

先ず前方の或る一點を定めて、これを兩眼で凝視する。次ぎに片手の人差指（又は鉛筆の如き棒）を眼の前方に差出せば、指は二本に見えるであろう。

そこで凝視していた一點を二本に見える指の眞中に狹んで、これを凝視しつつ指を素早く前後に振り動かし、その一點が正しく二本の中央に位置するようにつとめ、この方法を一二分間繰返せば、一時的ながら視軸が揃つて眼の疲勞を癒し、鼻及び眼に關連する疾患を漸次好轉せしめることが出來る。但し根本療法としては兩肢を揃える操作、足首の廻轉運動等が必要である。

最初の凝視の點を、二本の指の中央に狹んだ位置を保ちつゝ片目を交互に閉ぢて凝視すれば、前方の一點に對して左右に移動するが、その移動の甚しく見える方の眼が、他の眼よりも健全である。

四七、三十倍の重湯法

（一）効　能

食欲をつけること、疲労回復、痩せた人の肥満法等。

（二）方　法

食欲のない重症の患者に對しては、三十倍の重湯法を用いるがよい。

先ず玄米の塵を拂い、これを粉ひきにかけて粉砕し、粗・中・細の三種類にふるい分ける。粗粉の中には、籾殼等が混在するから、これを除かなければならない。重湯を作るには、この三種の何れを使つてもよいが、これを混ずることは避けねばならない。

先ず患者が一日に飲み得る量を豫定し、その約十五分の一を一杯として、玄米粉を量る。これに三十杯の水を入れ、徐火で半分に煮つめる。これを三十倍の重湯と云うのであるが、これが約攝氏四十度に冷めた時に、生の卵黄六分の一乃至八分の一を加えてよく混和し、食卓塩を以て適當に味を附けて、患者に飲ませるのである。若しこれでも飲めなかつたら、その好む果汁を少量加える時は、よく飲めるものである。

この三十倍の重湯が飲めたら、次ぎは二十八倍の重湯を與え、これが飲めたら二十六倍と、段々偶數倍で濃くするのである。若し飲めなくなつたら、薄くして與えなければならない。

次に、重湯の倍數と卵黄の分量とを、表にして示す。

第二十四表　三十倍重湯法

玄米粉	水	半分に煮詰める	卵黄の量
一	三〇	〃	一個の $1/8$―$1/6$
一	二八	〃	〃
一	二六	〃	〃
一	二四	〃	〃
一	二二	〃	〃
一	二〇	〃	$1/4$
一	一八	〃	〃
一	一六	〃	〃
一	一四	〃	〃
一	一二	〃	$1/2$
一	一〇	〃	〃
一	八	〃	1
一	六	〃	1

重湯の極限は、六―八倍であるから、この程度に濃くなつたら、お粥に進んでよろしい。卵黄は攝氏四十度位になつた時に入れないと、煮えて成分が破壞するから注意すること。若し玄米が手に入らずに、白米や半搗米を使う時は、その一合に對し無砂搗の米糠茶匙一杯を入れること。

乳兒の場合は、ガーゼ三重位でよく濾して、硝子に塗つて見てツブツブのないようにせねばならぬ。消化不良の乳兒に對しては、牛乳と重湯とを半々位に混和して用いる。この時は濃くしてはいけない。うすいものでやつて、便通の具合を見ながら、徐々に濃くして行くのが秘訣である。早く肥らせようとして、濃くすると必ず失敗するから、注意せねばならぬ。

疲勞回復には、二十倍の重湯に卵黄一個の四分の一を入れて、食間に飲み、食餌をその分だけ減ずるとよろしい。

肥滿の目的には、最も美味しく感ずる倍數の重湯を、食間に連用するのである。この場合は、一回一合位、一日二回でよろしい。

四八、腹部味噌濕布法、そばがき其の他

（一）効　能

味噌濕布は、熱をとる、便通がつく、呼吸が樂になる、小水が出る、腹水が吸收される。そこで、腹膜炎、脳溢血、中風、腹水瀦溜、肺結核、腸結核、結核性腹膜炎、腎臓結核、肋膜炎、その他腹部膨満、便通不良、發熱諸症等の症狀に用いて卓効がある。

（二）方　法

茶碗一杯程の味噌を、熱湯で煉つて、豫め熱湯で絞つたタオル三つ折位のものに厚さ二分位に延ばし、その圍りは三糎位あけたがよろしい。その上にガーゼ一枚を置いて、臍を中心にして、ガーゼの方が腹につくように貼る。臍には豫め直徑三糎位に切つたハガキの厚さの紙をあてて、味噌が臍に這入るのを防ぐ。而して、その上から熱く蒸したタオル二枚をあて、その上に油紙を置き、その上に適當に蒲團綿をあてて、冷えるのを防ぐ。かくして腹帯をかけて、味噌濕布をしつかりと腹部に締着する。蒸しタオルは、概ね三十分おき位に取り換え、連續四時間以上に及ぶこと。この間に、排便を容易にするために、肛門の中にワセリンのようなものを

塗るか、微温湯を三〇―五〇cc注入して置く。

而して、腹痛が起つたら便通がついたのだから、その時金魚運動を行うと多量に排便する。

味噌湿布は、一回切りのこともあるが、一週間とか、十日間とか、又はそれ以上連続することもある。その場合は、毎回盃一杯位の新しい味噌を加えて練り直して行う。味噌が余り臭くなつたら捨てて、新しく取りかえた方がよろしい。

コンニヤク二枚を塩ゆでにしてタオルに包んだものを蒸しタオルの上に載せると、二時間以上温い。普通は夜寝がけにして翌朝除るようにする。コンニヤクは何度も使える。コンニヤクの代りに電気座布団や懐炉で温めてもよいが、懐炉はガスを発生するから連用したり重い病人には良くない。

肋膜炎などの時は、胸部芥子泥湿布と併用すると、肋膜の水がとれる。脳溢血や中風などで、人事不省になつて居る時にも、この方法は起死回生の効果を現わす。

(三) 注　意

多量の排便があつたら、うすい重湯とか葛湯を飲ませて、腸に物をつめて置くことを考えねばならぬ。この重湯や葛湯の方法は、烈しい下痢の後にも行うべき方法である。

(四) そばがき

味噌のかぶれるような人はそばがきの方がよい。

これは一合(約一五〇瓦)のそば粉(新しいもの)に五瓦の食塩を加え、始め少量の水でよく煉り、次に熱湯を加えてどろ〳〵に煉り、布に延ばして腹に貼る。

(五) そ の 他

芋薬(第六五項参照)、スイマグと鶴間を煉り合せたもの、スイマグとオリーブ油(ゴマ油でもよい)を等々に煉り合せたもの或は芋薬(六五項参照)を貼ることもある。

四九、煙草療法

（一）効　能

心臓弁膜症に對しては、煙草療法がよろしい。これは刻煙草を用い、パクパク吸つて、必ずしも咽喉に入れる必要はない。

（二）方　法

この方法は一匁三日、二匁三日、三匁五日、四匁三日、五匁になつたらこれを五日乃至十日連續する。この連續する日數は、症狀の輕重、年齡、性別等で加減する。次ぎに四匁三日、三匁三日、二匁三日、一匁三日と段々に減じて、吸わない日を五匁續けた日數、即ち五乃至十日やつて、又一匁三日、二匁三日、三匁三日、四匁三日、五匁と增量し、五匁になつたらこれを五――十日連續し、次ぎに前のように漸減する。この山を大凡三回繰り返すと、大抵の難症でも回復するのである。これを圖を以て示すと、次ぎのようになる。

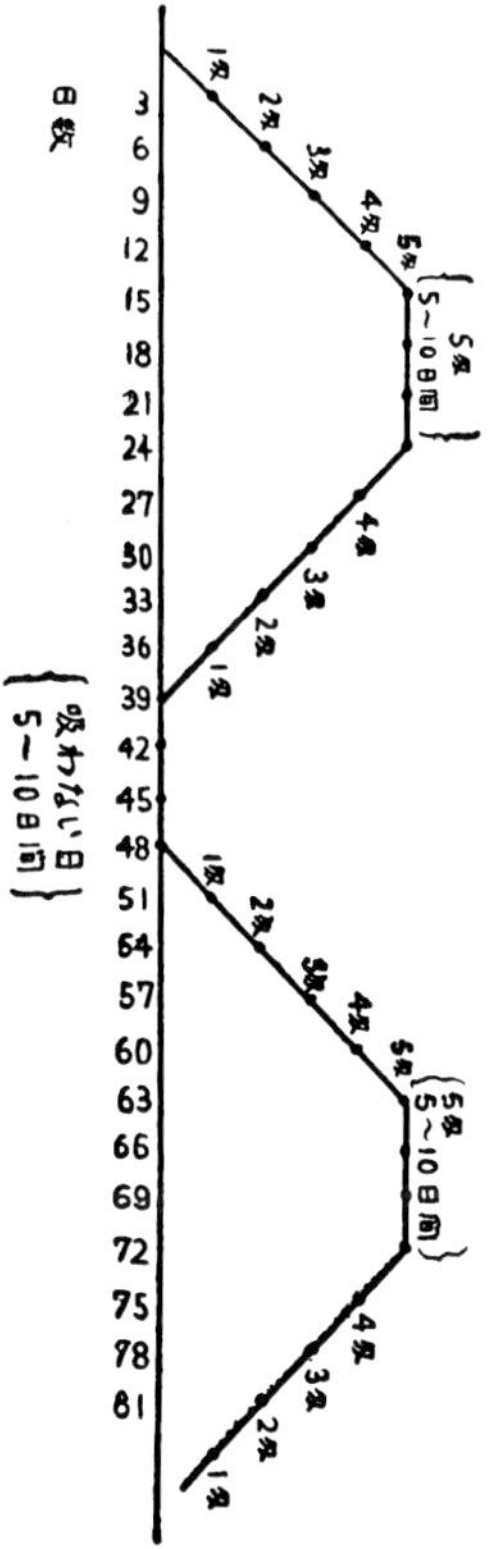

第四十圖　煙草療法

（三）注　意

この方法を實行する時は、西醫學健康法の六大法則を行い、特に生食、生水、並びに毛管運動に主力を注がねばならない。

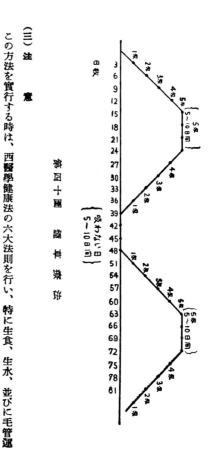

五〇、脚《きやく》力《りき》法

（一）効　能

この運動は、脚の大腿筋膜張筋、縫工筋、大腿四頭筋、膝關節筋に適當な運動を與え、大腿の筋肉の削瘦を防ぎ、精力を增進し、妊娠率を高め、脚の强度を增進する。又疲勞を回復し、便通を調え、歩行力を增强する。

（二）方　法

天井から吊した重量の下に硬枕を用いて仰臥し、兩蹠上にこの重量を載せ、膝を屈伸してこの重量を一分間六十回の速度で上下するのである。重量はこれをやる人の体力に依るが、概ね五〇〇匁（一瓩八七五）から始め、一分間六十回が樂に出來るようになつたら百匁（三七五瓦）宛增量して六貫目に及ぶのである。体重の¾出來るのが理想である。

この方法を實行する時は、一日に就き生の野菜を健康体は三種類以上、病者は五種類以上、葉と根とを略等量に用い、一日三〇匁（約一一二〇瓦）を攝らなければならない。筋肉を動かして生の物を食べぬと老衰する。

（三）注　意

重症患者が回復期に脚を丈夫にする爲めに行う場合は、熱のない時を見計つて徐々に實行するのである。

重量物は丈夫な袋に砂、小石、米、豆等を入れてやるとか、木箱に繩をつけ砂や本等を入れるとかしてもよい。百匁の袋を四箇、五百匁の袋を數箇作つておいて段々加えるようにすると便利である。

木箱の裏に穴をあけ鼻緒をすげ、足をはめるとぐらつかない。

膝は充分に曲げ充分に伸ばすようにすること。

第四十一圖　脚力法

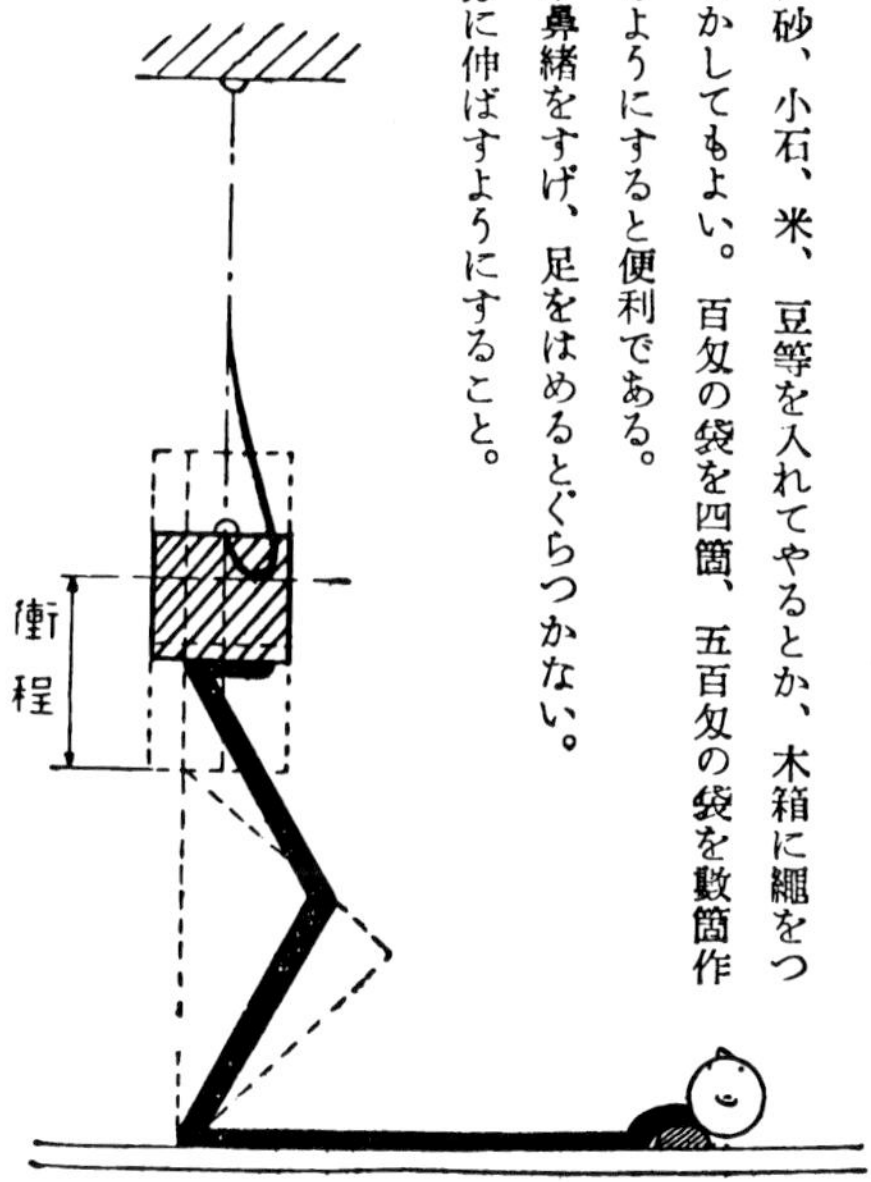

五一、腕《わん》力《りき》法

（一）効　　能

この方法は、腕の附根の所、即ち肩の三角筋を強化する方法であつて、呼吸器の健康法である。六大法則を實行し、これに生食、裸療法、並びに腕力法を應用すると、結核の空洞も、治癒する。

（二）方　　法

天井から重量を吊り下げ、その下に硬枕を用いて仰臥し、兩手を以てその重量を持ち、これを一分間六十回の速度で上下するのである。重量は初め五百匁（一瓩八七五）から始め、一分間六十回の上下が樂に出來るようになつたら、百匁（三七五瓦）宛を增量して、四貫目に及ぶ。体重の½出來るのが理想である。

この方法を實施する時は、一日に就き生の野菜を健康体は三種類以上、病者は五種類以上、葉と根とを略等量に用い、三十匁以上を攝らなければならない。

（三）注　　意

結核患者は、熱のない時を見計つて、徐々に實行するときは、空洞を有する疾患でもこれを治癒に導くものである。勿論この場合は、西醫學健康法の六大法則を始めとし生食、裸療法等種々の方法を實行せねばならぬ。

氣管支喘息等では一時却つて咳がはげしくなることがあるが、それを突破すれば完全に治つて了う。

腕力法は脚力法と並行して實施する方がよいが、この場合は生野菜一日六十匁以上必要である。腕は脚の⅔の目方である。

肘は充分に曲げ充分に伸ばすこと。

第四十二圖

腕力法

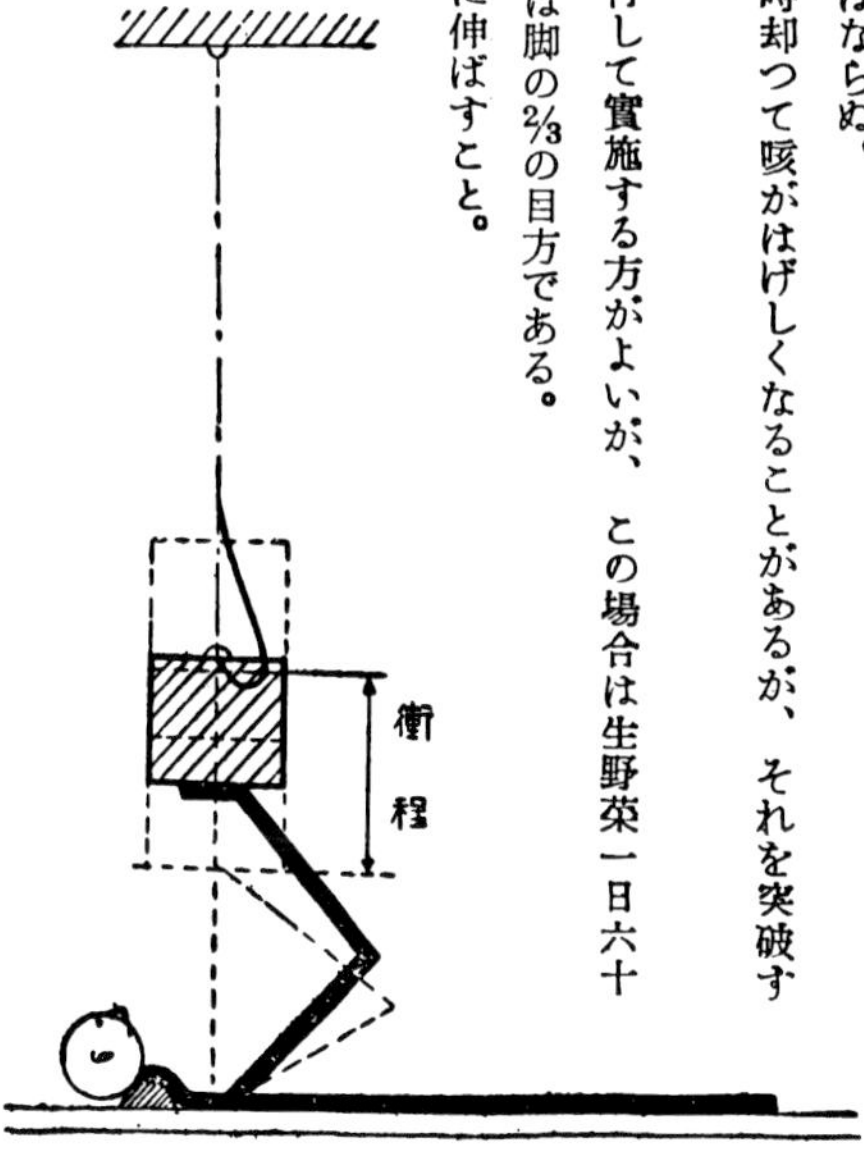

五二、夜尿症の跣足療法

（一）効　能

夜尿症に對しては、第一に驅虫法を試むべきであるが、これが奏効しない時は、この跣足療法を行うがよろしい。

（二）方　法

先ず第一日は、午前九時に二十分跣足をやつて、コップ一杯の清水を飲む。第二日は、午前十時に二十分跣足をやつてコップ一杯の清水を飲む。かくの如く、毎日一時間宛遲らしてコップ一杯の清水を飲み、それが午後一時になつた時は、清水を一杯半宛として、午後九時に至る時は、大抵の夜尿症は回復するものである。

午後九時までになつたら、その午後九時の跣足を治るまで續けるのである。

これを表に示すと、次ぎのようになる。

第二十五表　夜尿症に對する跣足療法

日　數	時　刻	跣　足	清　水
1	9.00	20分	コップ1　杯
2	10.00	〃	〃
3	11.00	〃	〃
4	12.00	〃	〃
5	13.00	〃	1.5杯
6	14.00	〃	〃
7	15.00	〃	〃
8	16.00	〃	〃
9	17.00	〃	〃
10	18.00	〃	〃
11	19.00	〃	〃
12	20.00	〃	〃
13	21.00	〃	〃
14	21.00	〃	〃
15	21.00	〃	〃
16	21.00	〃	〃
17	21.00	〃	〃
18	21.00	〃	〃

五三、改良寝巻

宿便を排除し、身体の内外に發生する一酸化炭素、及びその他の有害物を消し、皮膚の機能を働かすために創案されたものが、改良寝巻である。

下圖の如く腹部、胸部、大腿直股筋の箇處、背部では胸椎第三番より第十二番迄、側腹部、兩臀部（廿四歳未滿の女子の場合）の部分を切り拔いて、穴を開けた寝巻を作つて着用すること。そして又この穴を開けた場所は、生理的に、一酸化炭素及び有害瓦斯の最も多く發生する場所である。

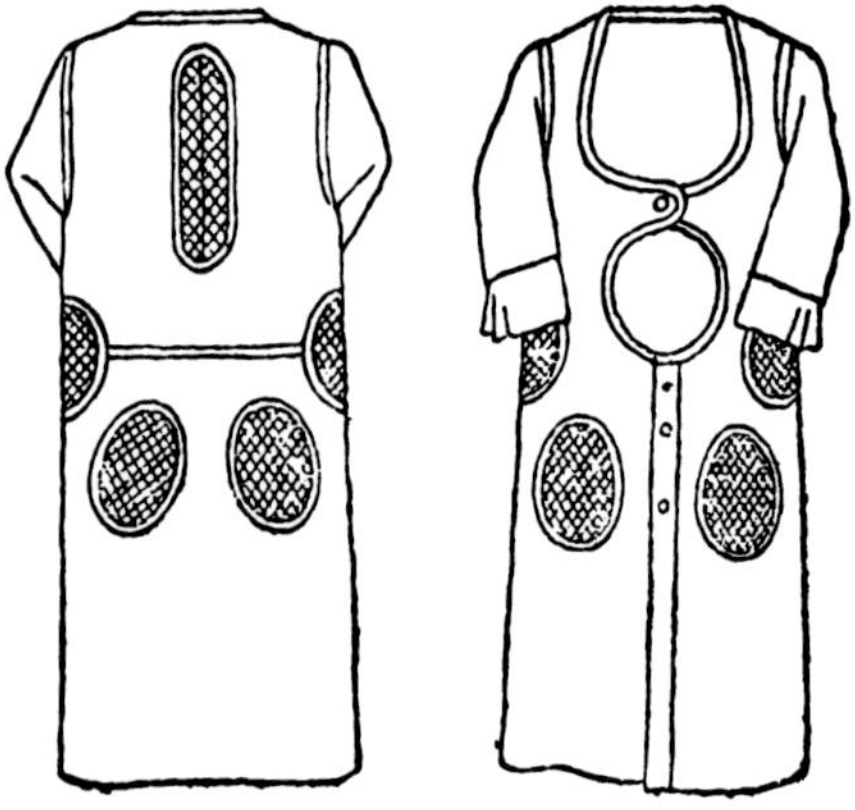

第四十三圖　改良寝巻

五四、安禪治帶

（一）効　能

便祕を治すには、腰部の振動を防止し、胃腸の引上げ法を實行するのが最も効果的である。振動が慢性になり腸が痲痺して便祕となる。食後三十分間は動かないようにというのはこの爲である。

（二）方　法

それには、他の内臓と共に引き上げ、引き締める方法を講ぜねばならぬ、從つて所謂特殊の帶（バンド）が必要である。

私はそれを考案し、旣に專賣特許を得て居る。

その特長を列擧すれば次の如くである。

一、安禪治帶は、要するに、步行に由る臀筋肉の振動から來る内臓の下垂を防ぐと共に、腸を正常にして便祕を防ぎ、更に安產を保證し、兼ねて月經帶をも附屬させ、鶴間も入れ得る裝置を施したものである。

二、外觀は外國婦人の用いるコルセットに似ていて、頗る優美である。洋裝の場合には、臀筋肉がダブ〳〵と動くのを防ぎ、外觀の恰好を非常によくする。和服にも無論具合がよろしい。

三、締め方は、臀部全体の諸筋を、後方からしつかりと包んで固く締めつけるから、臀部の諸筋肉が振動しないのみならず、また前方の下腹部をも締めるから、胃腸の下垂を防ぎ、これを常用すれば下垂が生理的に元に戻つて治る。

四、男子用としては、取替え自由な下布を付け、下帶の代用となり洗濯出來る樣にしてある。

五、代用法として風呂敷を半分に三角に折り、臀部を包んで前で結んでもよい。

第四十四圖　安褌治帶

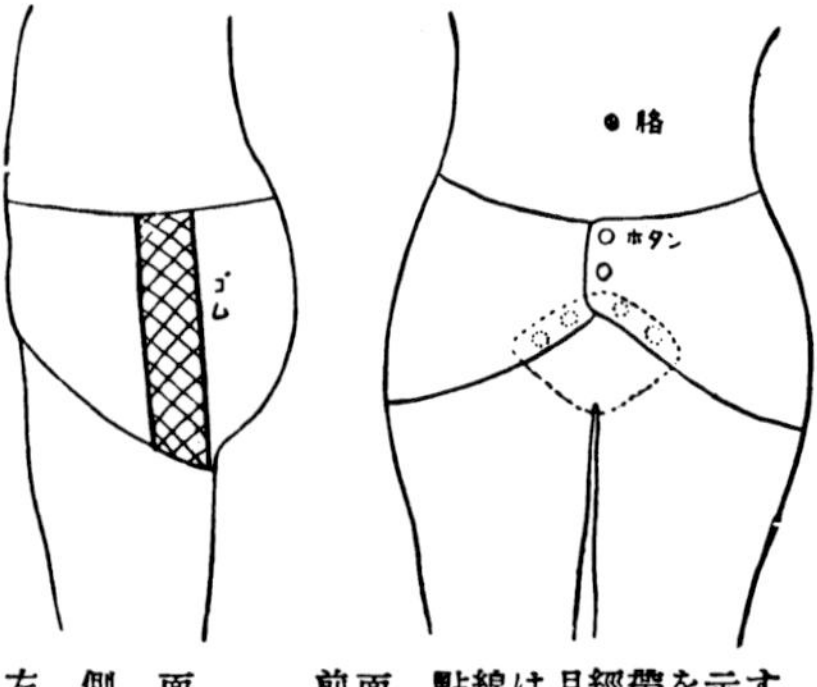

左側面　　前面　點線は月經帶を示す

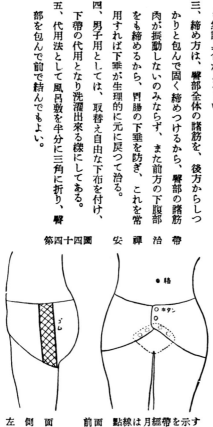

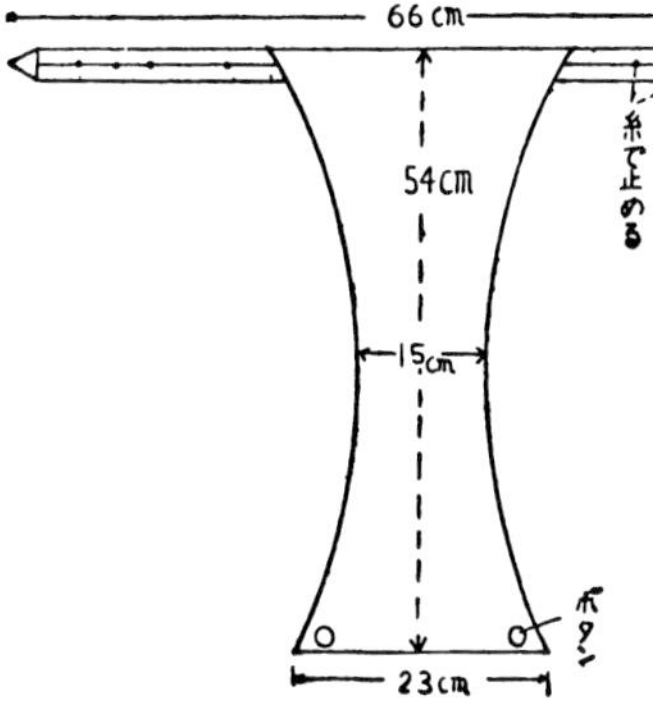

第四十五圖　衞生下帶

五五、衞生下帶

十四、五才以後は外陰部をブラ〳〵させることは微かな傷がついたり、不潔物がついたりするから、しつかり締めるのがよい。女子も外陰部を保護する上から必要であり、月經帶をも兼ね得る。從來のまわしは紐が水平になるので腎臟の機能を害する。衞生下帶（改良まわし）は紐が腸骨の上を斜に走るのでかかることがない。

縫代を外側に折り、皮膚に當る所が平になるようにし、紐にはボタン穴を幾つかつけボタンで前で止めるようにする。寸法は体格に應じて加減する。色は赤く染めると精力が衰

えない。（第七〇項參照）

なお女子のズロースは裾にゴムを付けると悪いガスが溜り再吸收されるから、男のパンツの樣なのがよい。こんなことが子宮發育不全の原因となる。

下帶は洗濯した清潔なものを每日取換えるべきである。

五六　懸吊法（懸垂法）

（一）効　能

脊椎を引き伸ばしてこれを整正し、特に腰椎の固着を防ぎ、脚を丈夫にする。歩行不自由坐骨神経痛、腰椎捻挫、脊椎カリエス、脊柱打撲は勿論、頸部淋巴腺腫脹、扁桃腺肥大、咳胃痙攣等、殆んど万病を根治する偉効を有すると称しても過言ではない。

（二）方　法

両方の顎骨と耳の後の乳嘴突起とを下から支える様な装置を作り（革製の製品がある）、これを以て頭部を支え、梁から吊下げて全身の重量をこれにかけブラリとぶら下がるのである。

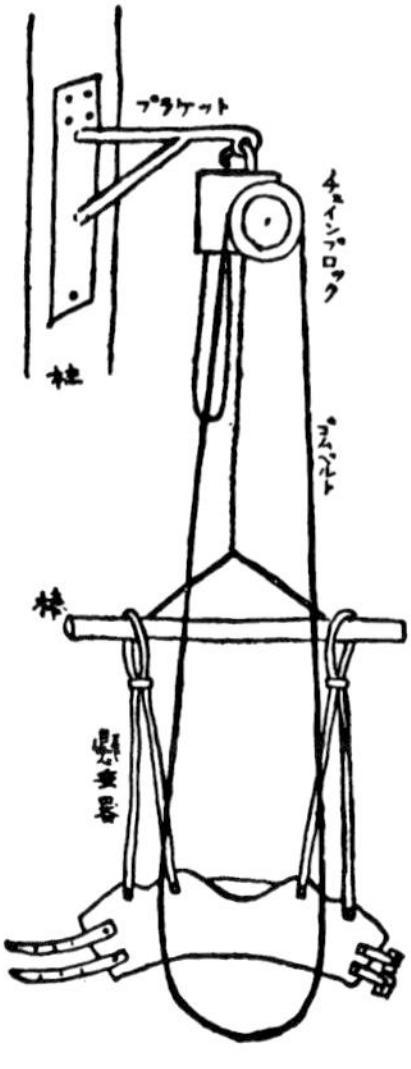

第四十六図　顎下懸垂器

よく幼児を頭の所で両手を以て支えて吊り下げ、「京を見せる」などという方式である。この法を成人に行う場合は、チェイン・ブロック等を用いて、徐々に吊り上げ、頭部を支え、脊椎部の疼痛等を考慮しながら漸を追つて進まねばならぬ。

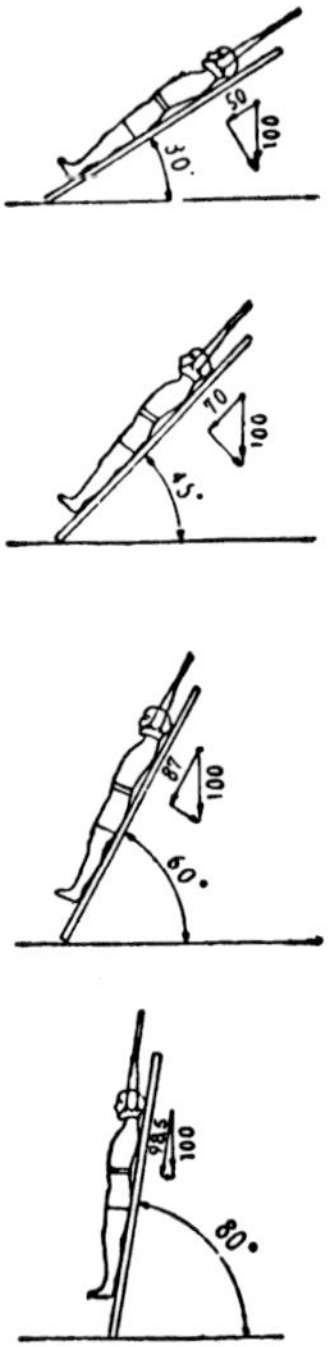

第四十七図
傾斜による懸垂法

懸垂中足先の屈伸や腰を左右に捻じることをやるとよい。

手足の麻痺があるとか、寝ている病人に施す場合は、最初三十度ぐらいの傾斜に置いた板の上に寝んで懸吊する。この位置で金魚、毛管を行うとよい。それから四十五度、六十度、八十度と段々起して、垂直にぶら下がれるように練習する。

(三) 注　意

本法は始めは三十秒位から、馴れるに従つて次第に時間を増し、三分に至り、爾後三分を継続する。馴れない内は三分を超えないこと。この時間を超えると腰が抜けたようになることがあるが、尚引続き懸吊法を行うことに依り恢復する。

懸吊の途中で脊柱のポキッというのは椎骨の副脱臼が直る為である。かゝる人は骨の角が摩滅しているから、骨粉（鯉の骨が最も良い）を生野菜と共に食べて、骨を作るようにする。

歯の痛い人はガーゼを噛んでやるとよい。

器具の当る部分に縦に二つ折にしたタオルをあてるとやりやすい。

又革には油を両面から塗つておくと柔軟で丈夫になる。

顎下懸垂器の他に、腋下でぶら下がる木製の松葉杖様の器具もある。

普通朝夕二回、場合により一日数回行う。

五七、疾病恢復期に於ける歩行法

（一）効　能

病氣が恢復期に向つてから、起き出して歩く方法を研究したのがこの歩行法で、何れにしても、熱が無くなり食欲が出て來てから始めることが、歩行法の先決條件である。

（二）方　法

一、最初に一分間立つ練習をすること。それから四十分間以上寢て休む。

二、次に立つた姿勢のまゝ、上半身を左右に捻じる。この時下半身は前面して直立のまゝである。それから四十分間以上寢て休む。

三、直立の姿勢から、膝を屈して菱形に開いたまゝで、上体を支えること一分間。これが濟んだら再び四十分間以上寢て休む。

四、前の姿勢で上体を、左右に徐々に廻轉すること一分間、濟んだら四十分間以上寢て休む。

五、次に踵を上げずに着けたまゝ、第四十八圖の如く蹲踞する練習をする。

これ等の運動を正確に實行して、身体のどこかに痛むところがあれば、要するにそこに故障

第四十八圖　蹲踞法

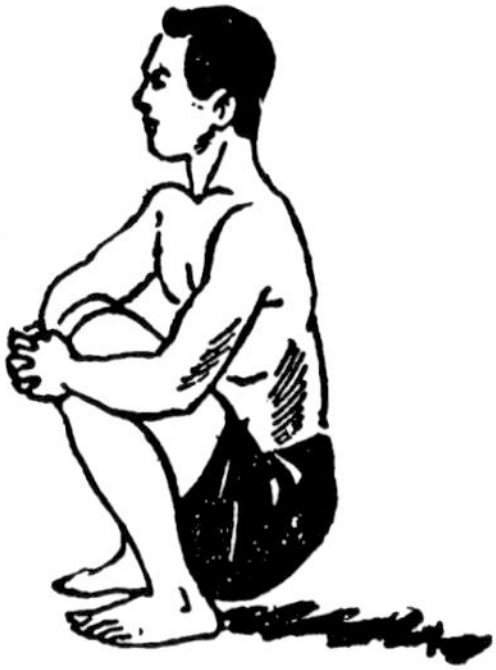

があるのである。

以上の練習を充分積んだ後で、愈々歩行法の練習に移るのである。

これも一歩法、三歩法、五歩法、七歩法、九歩法、十一歩法と云う階程による。

一歩法は、左足を先ず一歩出し、次に右足を左足のところへ揃える。次にそのまゝの位置で左足を一歩後へ引き、次に右足を引いて左足と揃える。その時、身体がよろけるようでは、次の三歩の歩行法を差控えて前の練習をする。

三歩法は、左足で一歩進んで右足を揃え、また左足を一歩出して右足を揃え、更に左足を一歩出して、右足を揃える。そして、次にそのまゝの位置で、左足を一歩後へ引いて、次に右足を引いて揃え、また左足を引いて次に右足を揃え、また左足を引いて右足を揃える。

五歩法も七歩法も以下同様の順序で實行するのであるが、一階程から次の階程に移る迄の休憩時間として、常に四十分間以上靜養することを忘れてはならぬ。

以上を練習して十一歩前進十一歩後退まで行つて、充分危險のなくなつたところで、外出すること。

(三) 注　意

この運動の間には、必ず足先きの扇形と上下運動、並びにその前後に毛管運動を行つて、足の故障並びに疲勞を回復しながら行わねばならぬ。

一般に疾病回復期にぶり返すのは、歩行の練習を行わずに歩き出す爲である。

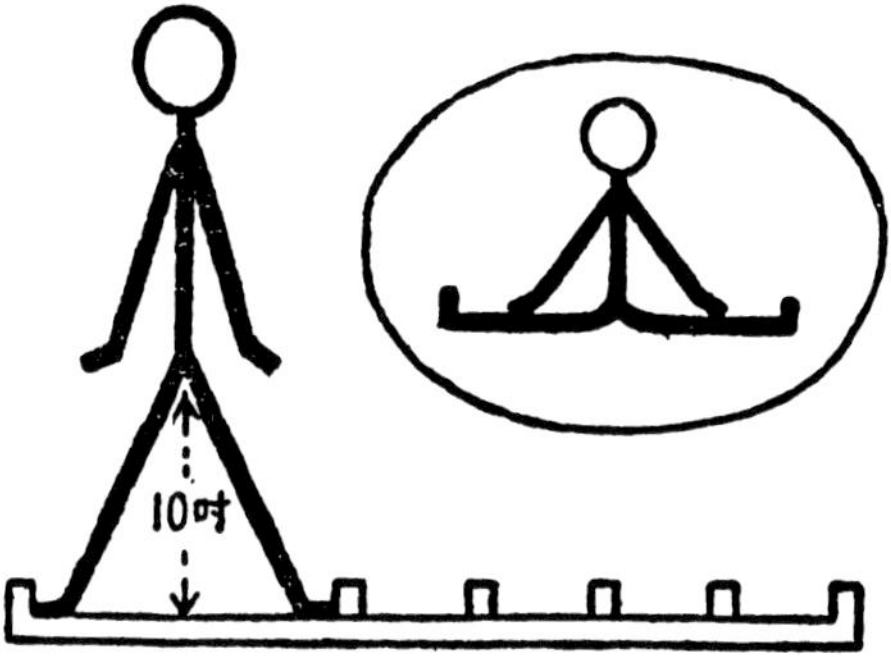

第四十九圖　股展法

五八、股展法

（一）効能

内股筋を伸ばし、脚を丈夫にし、精力増進並びに若返り法である。

（二）方法

圖の如く、膝を屈することなく、股を直線的に延ばして開き、腰に力を入れて、兩脚上に体重を支える。

圖の如き道具を使用して、次第に股の開きを擴げて行くことも、良方法である。

そして最後には股を水平位まで開くように練習する。

これも順を追うて次第に練習する。最後は尻と水平面との間隔が、十吋内外の程度になるように（これは大体五尺三寸以上の人は十二吋、五尺二寸以下の人は八吋の高さになるように、そして後には尻が水平面に着き、兩股が百八十度開くまで練習する。

（三）注　意

内股筋を切らぬように、毎回足幅を注意して練習すること。道具のない時はタンスや本箱を置いて足がすべらぬようにし、又股の下に座ぶとんを丸めて置くと安全である。

練習には、生食を一日三十匁以上攝り、實施前後には毛管運動を行うこと。

第五十圖　伏臥五分法

五九、伏臥五分法

（一）効　能

腎臓の機能を正常にし、その作用を旺盛にする。

（二）方　法

俯臥する子供や、伏臥になると氣持がよいと云う人は、多くは腎臓機能が充分働かない場合に多い。

こう云う人は一週間に一回ずつ、伏臥の金魚を實行した後、五分間平床の上に伏臥すること。毎晩これを行う時は、腎臓系統の機能が漸次良くなつて來る。

伏臥時の手の位置は各自の自由である。

既に腎臓病に罹つている人は一日四、五回伏臥五分法を行い、その都度引續き弓弦法をやつて腹筋を丈夫にすれば、更に効果的である。

但し六大法則をまだ充分實行していない人が、無暗にこの伏臥五分法を行う時は胃や十二指腸を壓迫し、從つて、若しこれ等の器官に故障のある人が、急に本法を實行すれば、その部分に痛みを發することがある。故に六大法則を充分實行して行うこと。

六〇、倒立法

（一）効能

内臓下垂を防ぎ便祕を治癒する、腕の力を強くし胸部臓器を強健にする。

（二）方法

その名の如く兩手を以て体重を支え、恰も角兵衛獅子の如くに逆立になるまで、漸次十階程を經て、兩手で逆立つ運動である。

一、次の第五十一圖の如くにし、体重を全体にかけて休んでいる。

二、体重を肘で支える。

三、兩腕を伸ばして、足部を圖の如くに立て、全身の体重を手と足にかける。

四、オットセイ式と云つて圖の如く上体を起す。

五、高さ一尺程度の臺上に足を立て、体重を兩手、兩足にて支える。これを三分間やる。

六、次に高さ二尺の臺の上に足を立てる。

七、次に高さ三尺の臺の上か、或は梯子を使用する。

次（八）は四尺、その次（九）は五尺、その次（十）は六尺の高さまで足を上げる。十で本當の逆立姿態となる。

第五十一圖　倒立法

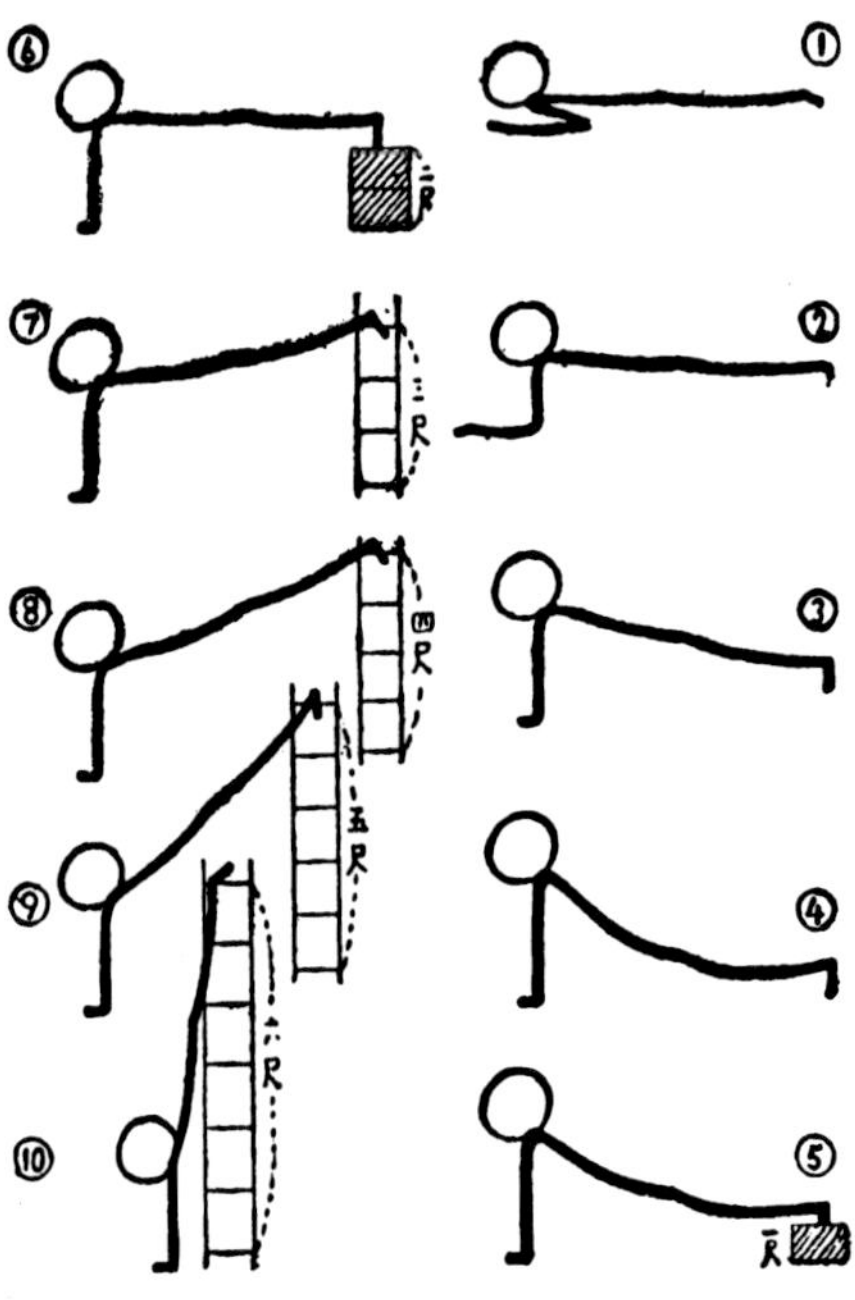

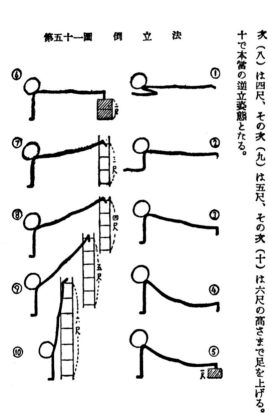

十まで平気で出来る様になるまで、徐々に階程を踏んで練習する。最初から、いきなり、五尺、六尺をやってはいけない。順を追うて実施するところに効果があるので、いきなりやっては肋膜炎等に罹ることがある。

(三) 注　意

一、必ず腰に力を入れる事。

一、三分間ずつ段々に練習すれば、身体を両腕で支えられるようになる。理想は片腕で全身を支えられることである。

一、十の全身を手で支えることが出来る様になつたら、これを朝夕三分間ずつ実行すれば固疾を治し体質を改善する。脳貧血、脳溢血、肺炎、肺壊疽等を予防し、禿頭を治す。

六一、拱法と弓弦法、ローリング

(一) 効　能

腹筋と背筋の強化法である。

(二) 方　法

拱法(一名アーチ法)は、先ず仰臥して、図の如く後頭部と踵に力を入れて支点となし、そして腹部を持ち揚げる。勿論アーチ法の名の示す如く、脚、股、腹、胸及び頸が、弧状を描いて彎曲するようにする。大体卅秒乃至一分間この姿勢で支えている。

頭を支えるに痛みを感ずるから、予め頭の下に座蒲団等を敷いておく。便秘や過食すると出来ない。

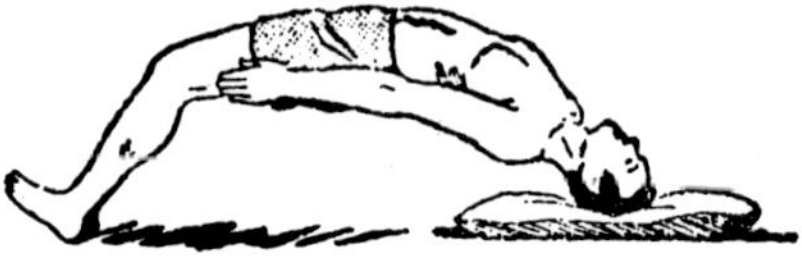

第二十五図　拱　法

次の弓弦法は拱法とは反対に、腹部を支点として両手を伸ばし、頭部と足とを持ち揚げて、両手、頭、胸、腹、腰、股及び脚が、弓弦状を描くようにする運動で、大体二分間この姿勢を持

第五十三図　弓　弦　法

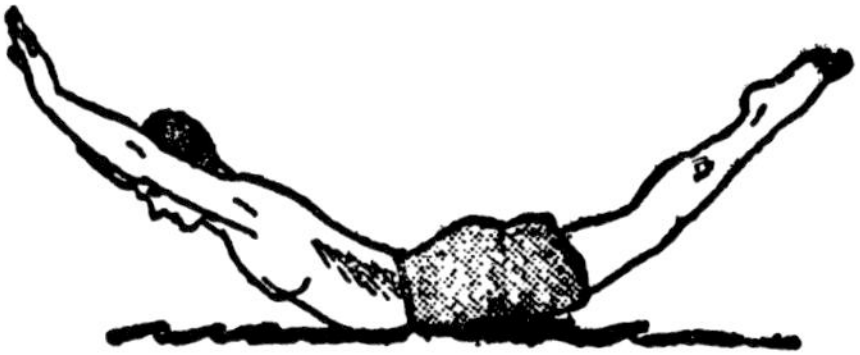

続すること。

拱法、弓弦法も、無理せずに、徐々に練習してゆくこと。

又この二運動は、力学的に身体各方面に影響を及ぼすことが大きいから必ず平牀の上で実行すること。

また脊椎カリエス患者は完全生野菜食（止むを得ざるも食餌の半分以上生野菜）をやりつつこの運動を練習すれば、治癒して行く。

弓弦法を実行して、腹部に痛みを感ずる人は、そこに故障を有っている人であるから、芋薬、七掛式温冷湿布、金魚運動等により故障を治しつつ、実行すること。

（附）ローリング

あつしのような物を体にくるりと巻いて、二、三分板の上で転がること、即ちローリング（右側臥、次に仰臥位を経て左側臥、次に右側臥という工合に転がる）をあわせ行うと、股関節のゆがんだとか、半身不随や足の立たないのも早く治る。

六二、葉緑素療法

(一) 効　能

各種炎症の消散、例えば咽喉カタル、扁桃腺炎、鼻炎、皮膚病、湿疹、肛門諸症（痔疾）、嗄声、等を治癒する。又、寄生虫に依る腹痛、吃逆、その他にきび、そばかす、しみ、あざ等に用いる。

(二) 方　法

1、外用に対しては、三種類以上の青野菜の葉の葉脈を除いたものを、乳鉢で擂りつぶしてこれにオリーブ油（ゴマ油等の食用油、ワセリンでも代用出来る）を滴しながら、よく擂りまぜて、葉緑素一に、油八倍乃至一二倍（陰部は八倍、肛門は九倍、身体は一〇倍、頭は一一倍顔は一二倍）のものを作る、夏季は、腐敗し易いから、精々一日分位を作るがよい。

これを、患部に塗布する。色を白くするには、就寝時に薄く塗つて、乾いてから寝む。鼻腔には脱脂綿につけて入れるか綿棒でつける。

子宮内膜炎等の場合は、コンニヤクの棒にさか目を立てたものに葉緑素を油とねつたものをしたして膣内へ挿入して置く。就寝時だけでもよい。膣の最大直徑は右手の拇指の爪の横幅（孤狀に測る）の二倍であるから、これの⅓の直徑（普通人なら小指の太さ）のもので、長さは小指の二倍半位のコンニヤクの棒を作る。これに五分おき位にさか目を立て、塩ゆでにすると硬くなる。これを用いる。スイマグ原液を代用してもよい。

男子の場合はコンニヤクに孔を開けて、葉緑素を塗り陰莖を挿入すると潰瘍や糜爛も治る。

靑野菜三種類以上を擂潰し、スジを除いたもの八%、ワセリン九〇%、桃仁を黒燒にして粉末にしたもの二%、それに少量のカンフル（ピリッとさせ又腐敗させぬ爲）を加えたものを煉り合せると、萬能膏薬が出來る。痔等に塗るには葉野菜を九%にする。

溫冷浴の場合には、水浴槽（二人風呂）にコップ一杯の葉野菜の擂り潰したものを入れ、よくかき廻して入る。湯には葉野菜でなくスイマグを入れる。

2、內用に對しては、咽喉カタル等は、六〇グラムの葉緑素を、淸水で三倍に薄め、含嗽してその儘飲み込むのである。蜂蜜を二、三滴たらすと、飲みやすい。

腹痛に際しては、それが寄生虫の場合は、六〇グラム位の絞汁を作るか、又は擂つたその儘を飲みそれから金魚運動をやると、五乃至一〇分にて、腹痛が止まるから、その時ムトルニン等の驅虫剤を服用する。

頑固な吃逆の場合にも、同様に葉緑素を飲んでから、驅虫剤を飲むと止る。これに金魚運動を併用する方がよろしい。

（三）注　意

一、外用としては、七％が適當であるが、一〇％より多いと、却つて悪化の傾向がある。

一、含嗽の場合は、その後暫らく、水や茶、その他の食物を攝らないようにすること。

一、葉緑素を作るには、食べられる野菜がよろしい。そして、成るべくあくや、辛味のないものを用いるのである。野草は蓚酸が多い。

一、あざほやけを除去するには、葉緑素と油の混合を一週間、次にスイマグ・オリーフ油等量混合を一週間、更に次に一週間という工合に貼り、包帯しておく。これを三回繰返す中にはきれいに治る。

六三、浣　腸　法

（一）効　能

西醫學に於ける浣腸は、微溫湯を用いる。これは、生の淸水に熱湯をさして、攝氏二十六、七度とする。蒸溜水、湯冷し、又は火にかけて適當な溫度にしたものはいけない。

腸內の毒素を中和する。大腸から、組織に水を供給する。便通を促す。早期に排便を要する時に用いられる。

子供が、急に元氣がなくなり、疊の上にゴロッと寢るような場合は、すぐに浣腸して排便すると、餘り重くならずに濟む。又、子供が發熱した時、又大人でも熱の出た時に、浣腸して排便して置くことは、爾後の經過を順調にする。腦溢血、中風等の發作の場合も、先ず浣腸して排便することは、第一にとるべき手當である。日射病、日本腦炎の疑いの時も、時を移さず浣腸する。斷食中は、一日一回の浣腸が必要である。

（二）方　法

大人に對しては、五〇〇ccか一〇〇〇ccのイルリガートル（洗腸器、先にカテーテルをつけるとやり易い）がよい。子供に對しては、三〇cc又は五〇ccのスポイト、又は硝子製のポンプ型浣腸器が便利である。スポイトを用いる時は、別にコップに浣腸液を準備せねばならぬ。浣腸液は、イルリガートル、又は適宜の容器に、生の清水を入れ、これに熱湯を注して、その溫度を攝氏二十六、七度とする。これは、指を浸けて見て、少し冷たい程度である。スイマグがあつたら、一〇〇ccに對して一〇cc、即ち一〇〇倍の溶液とする。スイマグがなかつたら、何も入れないがよい。

肛門には、ワセリン、ポマード、椿油などを脱脂綿につけて塗り、イルリガートルの嘴先《ハシサキ》、又はスポイトの頭にも、油を塗る。

患者の体位は、幼児は仰臥でよいが、その他の場合は、右下に横に寢て、枕を用い、脚を屈める。術者は、患者の後方に位置し、肛門に、靜かに浣腸器の先きを挿入する。硝子の浣腸器の場合は、細い先きを全部、その他の場合大人では四―五糎、子供の場合は三糎位挿入する。この際、患者は口を開き、成るたけ腹部の力を抜いて居る。挿入したら、靜かに液を注入するのである。注入する量は、その場合で色々であるが、一年未滿の乳幼児は三〇cc―六〇cc、三年未滿一年以上は一〇〇乃至三〇〇cc、大人は五〇〇乃至一〇〇〇ccは、大体の標準であるが、患者の年齢、病症に依つて、これを加減しなくてはならぬ。意識不明の者に大量の液体を注腸すると腸が破れることがあるから、かゝる場合は肛門に油を差込む位にする。

注入の途中甚だしく便意を催す場合は、注入を中止して、その止むのを待つて續行し、豫定量を入れる。若しこの便意が烈しくて、中々止まない場合は、そこで中止してもよろしい。

注入が終つたら、左下に体位を變え、肛門を押えて八分乃至十五分間我慢する。この間に、腹部を靜かに「の」の字形に撫でるのはよろしい。それから便所に行くか、又は便器でとる。この際、狀況に依つては、全く出て來ないこともあるが、これは吸收されたのであるから、出て來なくてもよろしい。

(三) 注　意

一、浣腸は、便利重寶な排便手段であるが、亂用を戒めねばならぬ。

一、注入は、極めて徐々にする。イルリガートルの高さは、五〇糎（一尺五寸位）から、いくら高くても一米以上になつてはならぬ。そして、これは幼兒ほど低くする。

一、挿入に當つては、よく油を塗り、肛門や直腸を傷つけぬように注意すること。

一、浣腸液の溫度は、冷た過ぎてもいけない。又溫かすぎてもならぬ。

一、液は、大部分が生の清水であることが必要である。湯冷しや蒸溜水、又は殺菌水は、有害であり、浣腸の目的を充分に達せられぬ。

一、薬剤は、スイマグ以外は使わないこと。スイマグがなければ、何も入れなくて少しも差支えない。

六四、驅虫法

寄生蟲はわが國に多いもので、殆どこれに罹つていない人はない位である。而して今は薬劑が不足して居て、よい驅虫劑が手に入らぬが、こゝでは手輕に出來る寄生虫驅除法をお知らせする。

一、柘榴根皮

漢方薬店に普通あるが、若し無ければ柘榴の木の根を掘つて一部分を切り取り、よく洗つて、皮をむいて蔭干にする。その皮を六〇瓦、一晝夜水に浸して、その水を捨てる。更に一合五勺の水を加える。乾いた柘榴根皮ならば六〇瓦を水一合五勺に一晝夜漬け、これを一合に煎じ詰めたものを大人一日の量として數回、空腹時に服用するのである。服用後三、四十分してスイマグを二〇cc位水にといて飲む。なかつたら柿の葉汁を三十瓦ばかり緩下劑の代りとして飲む。これは三日間は連用するのである。二十才以下は三〇瓦に一合の水、十才以下は一五瓦に七勺半の水を加え⅔に煎じ詰める。これは十二指腸虫に効く。

二、海人草

海人草は一日量として十瓦を、一合の水で煎じて七勺半に煮詰めたものを五日間連續して飲むのである。これは腐らないから五日分位一度に作つてよろしい。これは蛔虫と蟯虫によく効く。

三、南瓜の葉

南瓜の葉を七日乃至十日間位蔭干し（最後の一日は直接日光にあててもよい）にして、これを擂鉢又は乳鉢で粉末とし、粗いのを除き、茶匙一杯を一日量として、五日乃至七日或は十日間連續して用いるのである。

四、一般に驅虫劑は月の初めよりと月の中頃よりとの二回を基準として飲み之を三ヶ月續け、次に三ヶ月休んで又三ヶ月續けるものである。こうすると寄生虫のわかない体質となる。そして又半歳ばかりしたら前のことを繰り返すことである。便秘症の人はミルマグ等で便通をつけておいて驅虫劑を用いないと、虫が出にくい。

五、私は、柘榴根皮、海人草、南瓜の葉、落花生の澁皮等を配合してムトルニンと云う驅虫劑を作り、厚生省の認可の下に製造させていた。これは、虫が死ぬから虫体は出ぬ場合がある。虫が小腸に居つた場合は、虫も蛋白質であるから消化吸收されて、今迄の罪滅しに血となり肉となつて、便に虫体をあらわさない。併し、排卵の顯微鏡的檢査をして見ると、明かに虫卵の著しき減少を示して居るから、薬が効いたことが判る。又、これを四に從つて服用すると爪の横筋が段々消えて來る。これでも虫が居なくなつたことが分る。

驅虫劑を飲むに先だつて、葉綠素（第六二項）を盃二杯位飲んで、金魚を五乃至十分位やると、腸內に居ないものも、葉綠素のために腸に歸つて來るから、容易に驅除することも出來る。驅虫劑は消化器內にあるものだけに有効であるから、消化器以外に潛入して居るものに對しては、生野菜を倂用する必要がある譯である。而して驅虫劑の服用の仕方を四のようにするのも、虫の腸內にある時を攻める爲である。

六、蛔虫は、わが國では極めてありふれた寄生虫であるが、その害毒は計り知ることが出來ない。現時わが國民の殆ど全部が、この虫に寄生され、殊に幼兒、學童などにその猛威を逞うして居る。參考のため今西、及び松永兩氏の調査に依る蛔虫迷入部位を次ぎに示す。

第二十六表　蛔虫迷入部位

蝶形骨洞（胡蝶竇）	一
聽器	五

鼻腔	二
氣管	六
肝臓内	一七
膽嚢、及び膽道	六六
虫垂	四〇
膵臓	八
腹膜腔	二二
胸膜腔	三
皮下膿瘍	二一
ヘルニア	三
泌尿器	五
生殖器	一
計	二〇〇

蛔虫は、手足の爪に横筋があること、鼻をこする、鼻が痒い、目尻がピク〳〵する、原因不

明の發熱、微熱、腹痛、夜尿症、小兒ひきつけ、發育不良、肥えない、その他原因不明の症狀があつたら、先ず蛔虫を疑わねばならぬ。

六五、芋薬法

（一）効能

腫物、疼痛、肩の凝り、筋炎、肉腫、皮膚癌、乳癌、捻挫、中耳炎、虫垂炎等に用いて、極めて有効である。

（二）方法

1、分量

里芋	一〇
ウドン粉	一〇
食卓塩	二
ヒネ生姜	二

2、作り方

里芋は、皮の儘一寸と炭火で少し毛がこげる位にかるく焼き、皮をむいてワサビ卸しでおろす。これと等量のウドン粉と、その全量の一割の食卓塩（焼塩）と同じく一割のヒネ生姜《シヨガ》の皮をむいておろしたものとを混じて、よく練りまぜ、これをリント、綿ネル、又は紙に、厚さ一分（三粍）位に延べて、患部に貼るのである。若しも、患部に熱を持つて居たら、三、四時間毎に貼り變える。熱がなかつたら、半日位貼つて居つてもよろしい。貼つたら、その部分の毛管運動を行うと、一層有効である。

（三）注　意

一、かぶれて痒いときは、燒き方が不足であるか、皮膚が弱いのであるから、よく燒くか、一時中止して、その部分にスイマグをウスく塗ること。又餘り燒き過ぎては効かなくなる。皮膚に油を塗つてはるとかぶれが少ないが、包帯でとめる必要がある。

一、芋藥を貼ると、全体として赤く腫れ上ることがあるが、これは効果を顯わして來たのであるから、中止せずに續行せねばならぬ。

一、癌等は白いブツ〳〵が出て來て遂には腫瘍が崩壞して行く。

一、腫物などは、口があいたら思い切つて血のにじむまで押して芯を出し、その後に又芋藥をはるのである。

一、芋藥が、乾いてとれないのは、ひね生姜を削り、その煮汁を作つて拭けばきれいにとれる。

一、咽喉の悪い側の膝が悪いものであるが、膝に芋薬をはると良くなる。膝關節の少し上部を兩側から押えて痛い方が悪い。ハンカチ位の大きさで、膝關節の前面から大腿下部にかけて包むように貼る。裏面の膝膕部には貼らない。

男子は十四、五才、女子は月經の始まる頃に、一日おきに三乃至七回就寢時に兩方の膝に芋藥を貼つておくと、身長が伸び、二十才以後に結核に冒されることを豫防する。

一、腐敗乾燥しないように特別に造つた製剤にリウツプというのがある。

六六、病氣の根本、發汗とその處置

一、はしがき

夏になり暑くなると誰でも汗をかく。その外、人間生活と汗は、切つても切れない關係にある。ねている間でも三〇〇や四〇〇グラムの汗をかく。この汗をかきつぱなしにして置くと、いろいろの故障が起つて來る。たとえば、脚氣、夏やせ、消化不良などが起り、又脚がだるかつたり、元氣がなくなつたり、秋になつて風邪を引いたりするのは、みなこの發汗に對する處置を誤つたためである。

二、汗の成分

汗の中には、水分と塩分とあることは誰でも氣の付いて居ることとであると思うが、この外にビタミンCも含有して居る。盛夏の候は發汗の量は一リットルから四リットルにもなり、それだけの水分と、食塩とビタミンCとを失うから、これらを補給せねば健康を害するのである。汗一〇〇瓦の中には〇・三瓦から〇・七瓦――（平均〇・五瓦）――の食塩と、一〇瓱のビタミンCとを含んで居る。即ち一リットル汗をかくと五瓦の食塩と、一〇〇瓱のビタミンCとを身体から失うことになる。

三、發汗の處置

發汗すると、水分と食塩とビタミンCとを、失うことは前に述べた通りであるが、水分を失うと尿毒症に罹り、塩分を失うと胃液が缺乏し、神經炎を起して足に機械的故障を生じ、脚氣の症狀となり、風邪を引き易くなる。故に胡麻塩を攝るとよい。しかし二、三週間目に一日は必ず中止すること。又ビタミンCを失うと壞血病になり、齒槽膿漏となり、細胞組織を弱め、皮下出血を起し、これが種々の傳染病、肺炎、肋膜炎等に罹り易くする。

われわれが健康な生活をして居れば、われわれの体内に尿素とアムモニアとが出來て居る。この際發汗や吐瀉に依つて水分を失うと、正常な尿素とアムモニアが出來ずに有害なるグアニヂンを作る。即ち

$$[CO(NH_2)_2 + NH_3] - H_2O \rightarrow C\begin{matrix} \diagup NH_2 \\ = NH \\ \diagdown NH_2 \end{matrix}$$

〔尿　素 ＋ アムモニア〕－　水　－ グアニヂン
（汗、吐、下）（尿毒症を起す毒）

この際水を飲めば、正常の尿素とアムモニアとが出來るから、健康が保てるのである。即ち

$$\mathrm{C}\begin{array}{l} \diagup \mathrm{NH_2} \\ -\mathrm{NH} \\ \diagdown \mathrm{NH_2} \end{array} + H_2O = [CO(NH)_2 + NH_3]$$

グアニヂン＋水＝〔尿　素＋アムモニア〕

そこで、汗をかいたならそれだけの生の清水と食塩とビタミンCとを少くとも二十時間以内に補給せねば、健康上色々の障害を起すのである。水はガブガブ飲まずにチビチビ飲むことである。食塩は燒塩がよく、野菜や果物にかけ、又胡麻塩（塩六割、胡麻四割）としてもよい。ビタミンCは拇指に三日月のある人は番茶からでもよいが、柿の葉の煎じ汁からとるのが一番よろしい。ビタミンCを藥劑からとることは無駄である。

又、多が過ぎて陽氣がよくなつたのに、風邪や肺炎に罹り、流行《はやり》眼《め》に冒されるのも、多の間の發汗が適當に處置せられなかつたのに外ならぬ。

四、入浴と發汗との關係

九大醫學部に於いては、入浴と發汗との關係を調査して、次ぎのような表を作つた。これに依つて見ても、溫浴ばかりが、いかに無意味に發汗させるかが判る。こう云う場合、この發汗

に際して、清水、塩分、並びにビタミンCの補給を怠ると、種々の故障の原因となり、これが度重なる時は、遂に身体の自然調節装置もこれを調節することが出來ず、症狀（病氣）として顯現するのである。

第二十七表　入浴と發汗との關係

入浴温度（攝氏度）	入浴時間（分）	入浴後の發汗量（瓦） 直後	三〇分後	六〇分後	九〇分後	一二〇分後	一五〇分後	總發汗量（瓦）
四三	一〇	四〇〇	一一〇	四〇	三〇	二〇	〇	六〇〇
四二	一〇	一六〇	九五	四〇	二〇	二〇	〇	三三五
四一	一〇	九五	八五	四〇	二〇	一九	〇	二五九
四〇	一〇	九〇	八〇	三〇	二〇	一七	〇	二三七
温冷浴 湯温四二度 冷水一五度	温一分 冷一分 七回	〇	〇	〇	〇	〇	〇	〇

備考　温冷浴は、西醫學の方法に依つたものであつて、少しも發汗しないことが分る。

この表で見る通り、湯の温度がその發汗量に、大きな影響を持つことが明かになつて居る。故にわれ〳〵は、成るべくぬるい湯に入ることに努めねばならぬ。熱湯好きの老人が、總入歯などして居るのはこの發汗に依つて、ビタミンCを失つて、歯がみな抜けたことを示して居る。これ等も、適當なる發汗の手當に依つて、豫防することが出來る。

私の提唱する溫冷浴(第八項)は、發汗をしないように出來て居ることは、この表で知ることが出來る。

今ここに、改めて發汗に關する諸元を表に纏めて、參考に供する。

第二十八表　發汗に關する諸元

發汗の程度	發汗量(瓦)	失われる食塩量(瓦)	失われるビタミンC(瓩)
一寸と汗ばむ程度	四〇〇	二・〇	四〇
可なり激しい發汗(毎時)	一、〇〇〇	五・〇	一〇〇
猛烈な勞働に伴う發汗(毎時)	一、四〇〇	七・〇	一四〇

フット・ボール（二時間中）	1,000—2,000	5—10・0	100—200
二時間の走行（毎時七・七粁）	二、一〇〇	一〇・五	二一〇
漕艇（二二分間）	二、五〇〇	一二・五	二五〇
フット・ボール（一時間十分）	六、四〇〇	三二・〇	六四〇
三時間の走行	三、九〇〇	一九・五	三九〇
夏季平生の勤務（平均氣溫二七—二九度）	3,000—3,200	15・0—16・0	300—320
三〇〇〇呎の登山	5,000—7,000	25・0—35・0	500—700
鑛山勞働者（一日當り）	一〇、〇〇〇	五〇・〇	一、〇〇〇
夜間就寢中	300—400	1・5—2・0	30—40
夏季發汗を感知しない程度	3,000—4,000	15・0—20・0	300—400

口の比較的小さい方は、汗かきである。こう云う人は、特に注意して塩分とビタミンCとを補給せねばならぬ。又、砂糖好きの人は、食塩が不足勝ちになるから、その補給に注意せねば

ならぬ。

朝食廢止と生食とは、体温を下げ發汗量を減少する。

六七、胡麻塩の作り方と効用

四季を通じて胡麻塩は保健療養上必要であるが、特に夏季は發汗するから、食塩を胡麻塩として補給せねばならぬ。胡麻塩は胡麻四、食塩(燒塩)六の割合で混合、擂鉢で擂り潰したのがよろしい。食べ方は、御飯にかけるなり、生のお野菜にふりかけるなりして食べるのである。食べた後四十分位は湯茶や水を澤山は飲まないのがよい。

胡麻には色々種類があるが、黒胡麻は腎臓、白胡麻は肺臓、赤胡麻は心臓、鼠色胡麻は消化器に有効である。

夏瘠、脚氣、胃弱、胃痙攣、又は脚のだるいのなどは、食塩不足に依るのだから、食塩を發汗の時にとつて居れば、これ等の病氣に罹らない。

食塩は攝り過ぎると腎臓や肺に故障を起し、神經痛やリウマチの原因ともなるから、二、三週間目に必ず一日丈け塩斷ちと云つて塩抜日を設定し、塩分を攝らないことをせねばならぬ。そしてビタミンCの補給として柿の葉汁を合せ飲用することが必要である。

六八、健康日課銘

1、生の清水を、三十分おきに三十瓦宛飲む。
2、金魚運動を實行する。
3、脊と腹を共にうごかし水飲みて、よくなると思う人はすこやか。
4、夜分寢る時、腹部を露出する。
5、平牀硬枕應用のこと。
6、足の扇形、及び上下運動を行い、その前後に毛管運動をやる。
7、柿の葉の煮汁を、一日二〇乃至三〇瓦（特に發汗した時は增量）飲んで、ビタミンCを補給すること。
8、胡麻塩を、一日大人は六瓦、子供は三瓦（特に發汗した時は增量）とり、二、三週間に一日無塩日を作る。
9、海草類（コンブ、ワカメ、ヒジキなど）を、一日平均三匁とる。
10、無砂搗の米糠（よく篩つて少し焙じてもよい）を、大人は一日六瓦、子供は三瓦とる。

11、ムトルニンの様な副作用のない驅虫劑を大人一日四―五錠（子供は年齢に依つて減量）月初めより三―四日間、月中より三―四日間服用、これを三ヶ月續け、三ヶ月休んで、又三ヶ月續ける。

12、生野菜三種類以上（病人は絶對に五種類以上）一日二〇匁乃至三〇匁攝る。

13、朝食廢止の二食主義（晝夕）を實行すること。

14、溫冷浴をやること。

15、時々粥食、寒天食、斷食などをやつて、食餌の不規則を調節すること。

16、毎日大便の後は肛門を、勤めから歸つたならば、手と足とを洗うこと。

これで、無病健康、一家明朗、能率增進、醫者要らず、インフレを克服し、祖國再建に貢献する生活が出來る。

六九、指と各器官との關係

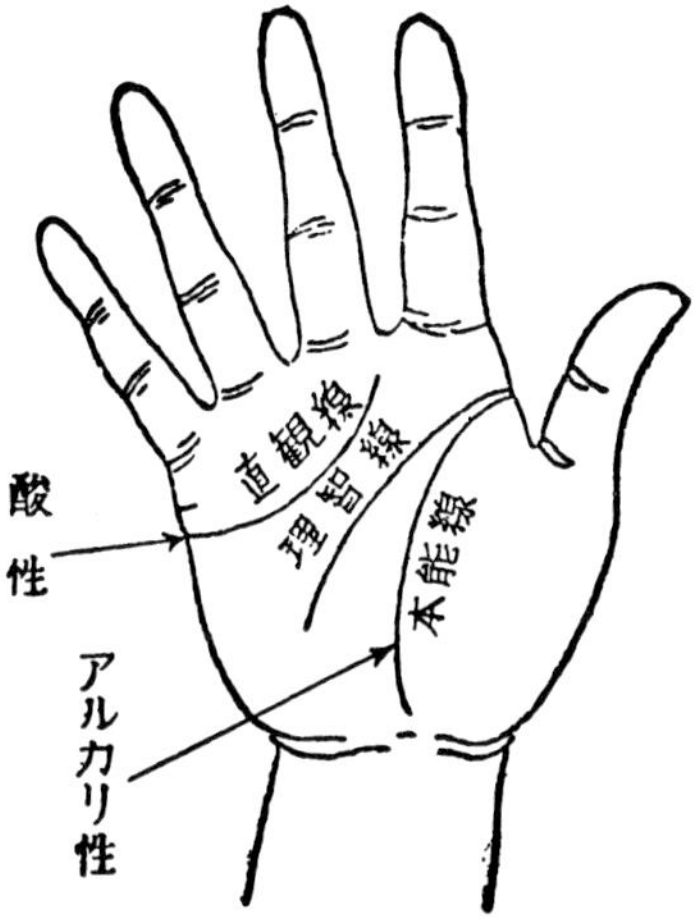

第五十四圖　手相圖

拇　指　体内の豫備アルカリを表示し、従つて生命の本能に關係し、意志と判斷を物語る。

人差指　肝臓、胃、腸、脾及び膵臓等の榮養器官を司り、嚮導力を示す。

中　指　心臓、腎臓、血管を司り、內省的性向を示す。

無名指　神經系統を司り、藝術的傾向を示す。

小　指　生殖器と肺を司り、實務的能力に關係する。

例えば、瘭疽が出來た場合

イ、藥指、示指、及び中指は、單に振れば治る。但し振ると痛むから、強く振れないが、治すためには、痛いのを我慢して、相當強く振らねばならぬ。

ロ、拇指と小指とは、手首に枠（杓子を裏表からあてしばるがよい）をはめて、手首がグラつかぬようにして振らねば、中々治らぬ。

ハ、瘭疽治療の難易は、藥指一、示指二、中指三、拇指と小指一〇である。

七〇、色彩療法（光線應用）

生命エネルギーは、大部分太陽光線によつて與えられるが、太陽光線は、次の三部から成つている。即ち主として化學的作用を起す紫外部、主として熱學的作用を呈する赤外部、及びその中間に、普通のスペクトルによつて捕えられる可視部を含んでいる。生物は、これらの光線の直接、間接の照射、並びにこれらの光線を吸收蓄積せる食物の攝取によつてその活動エネルギーを獲得するものである。從つて日光は、人間の健康上にも重大關係を持つているわけで、光線及び色彩の應用については、次のような原則に從うべきである。

一、一日の時刻に應じて、最も旺盛に働く分光色を、窓掛け、電燈の覆い、衣服、食物等に應用すること。（第五十五圖及び第三十表參照）

一、季節によるスペクトルの移動を考慮に入れること。（第三十表參照）

一、生れ月により、弱點の生じ易い身体部位を知り、それに應ずる諸對策（光線及び色彩の應用を含む）を講ずること。（第五十六圖參照）

一、原則上、本人の皮膚の色は、その人の必要色素を示す故、環境の色調、及び食物をこれに應ぜしめること。

一、白及び黒は、夫々全反射及び全吸收スペクトルなるを以て、原則上、如何なる時刻、如何なる人にも適用し得る。

一、紫は鎭靜的、赤は興奮的に作用する。

一、紫外線は、殺菌性効果を有する故、成る可く早起きの習慣を養うこと。

一、第五十六圖に於ける如く、紺の頭巾と足袋、赤ふんどし等と身体各部位に適合した色の衣服を著けるのがよい。

第五十五圖　一日の時刻による太陽スペクトル中心帶の移動

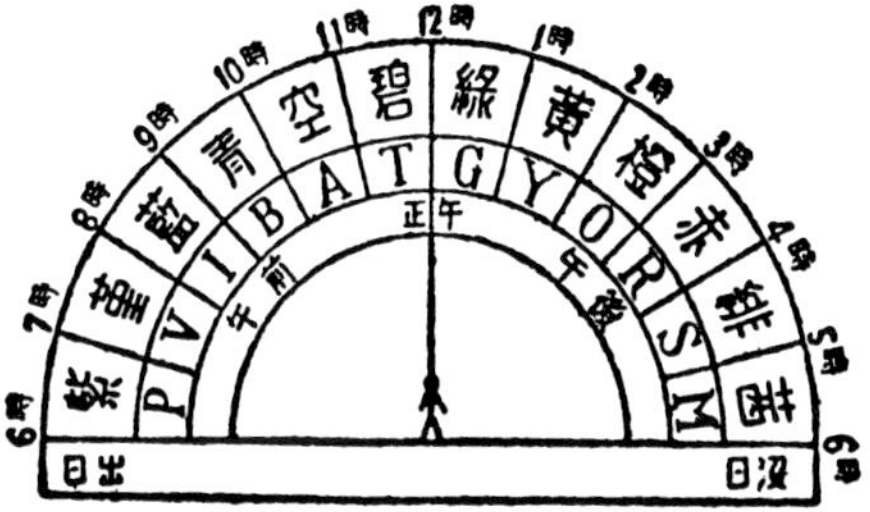

注意　上圖は五、六月の標準配分なるを以て、他の季節のものは、第二十九表を參照のこと。

各色帶の配分を記憶するには、

第　二　十　九　表

太陽スペクトルの午前午後に依る色別

紫 (Purple	→P)	午前
菫 (Violet	→V)	
藍 (Indigo	→I)	
青 (Blue	→B)	
空 (Azure	→A)	
碧 (Turquoise	→T)	

緑	(Green	→G)	午後
黄	(Yellow	→Y)	
橙	(Orange	→O)	
赤	(Red	→R)	
緋	(Scarlet	→S)	
茜	(Madder	→M)	

即ち

午前→PVIBAT　　午後GYORSM

とすれば便である。

第三十表　温帯に於ける日光の平均配分

月	時刻	分光
十二、一、二月	午前七―八	紫外線、紫
	八―九	菫
	九―十	藍
	午後十―十一	青
	十一―十二	空
	十二―一	碧
	一―二	綠
	二―三	黄
	三―四	橙、茜、赤、緋
	四―	赤外線
三、四月	午前六―七	紫外線、紫
	七―八	菫
	八―九	藍
	九―十一	青
	十一―十二	空
	午後十二―一	碧
	一―二	綠
	二―三	黄
	三―四	橙、茜、赤、緋
	四―	赤外線
七、八月	午前四―五	紫外線、紫
	五―六	菫
	六―八	藍
	八―九	青
	九―十	空
	十―十一	碧
	十一―十二	綠
	午後十二―二	黄
	二―四	橙、茜、赤、緋
	四―	赤外線
九、十、十一月	午前五―六	紫外線、紫
	六―七	菫
	七―八	藍
	八―九	青
	九―十	空
	十―十一	碧
	十一―十二	綠
	午後十二―一	黄
	一―二	橙、茜、赤、緋
	二―	赤外線

第五十六圖　太陽スペクトルに於ける人体の天文學的位置

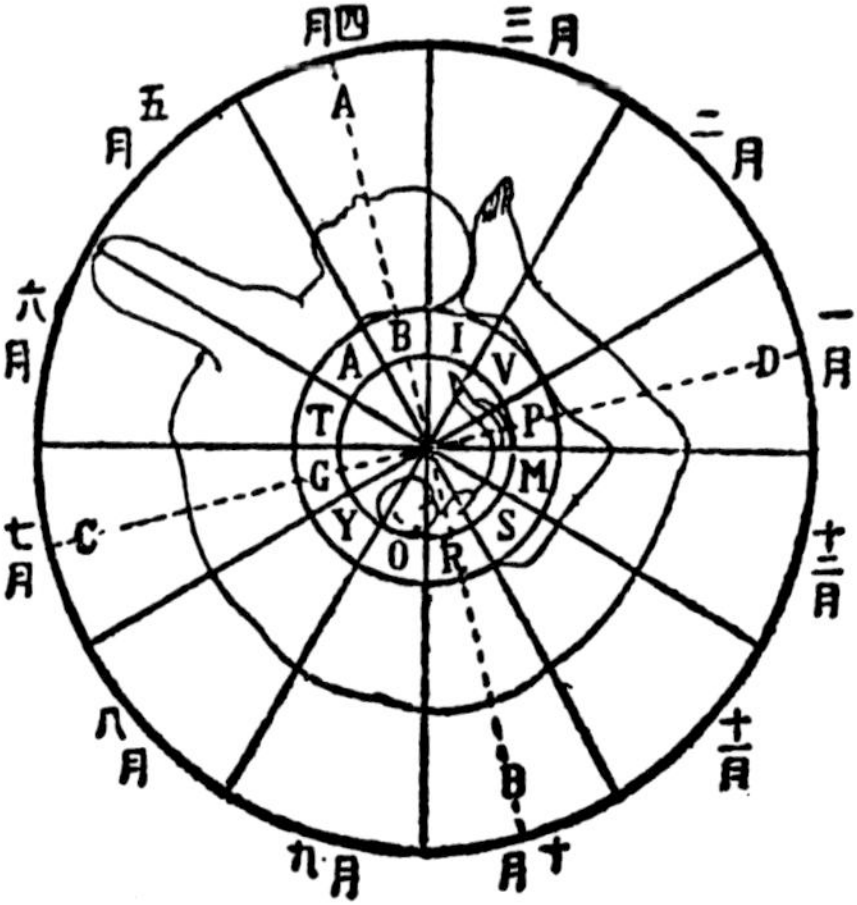

注意　生れ月の反對側の扇形に最大弱點があり、第二次的には、この放線と直角を成す放線に弱點を生ずる。

例えば、四月十五日生れの人はAB線上に最大弱點あり、それに次いでCD線上に弱點を生ずる。

一番內側の圓內は胎兒の天文學的位置。

七一、脊椎骨測定

（Cは頸椎、Dは胸椎、Lは腰椎の略）

C1、2　乳様突起（乳嘴突起）の下縁を水平に結べば、C1と2番の間を通過する。

C6、7　C6の棘状突起はV状となり二叉であるが、C7のは單なる突起で頸椎中最も突出している。

D3　肩甲棘の內緣を水平に結べばD3である。

D5　手を背中に廻し親指の屆く所がD5で、C7の位置より約五寸（大人）下方になる。

D7　肩甲骨の下端を結べばD7の棘状突起に當る。

D9　心窩部眞後はD9。

D11　姿勢正しいものは、坐位において、肩峰突起（肩先）と腸骨前上棘とを結んだ對角線の交叉點がD11に當る。

第五十七圖　脊椎骨番號測定圖

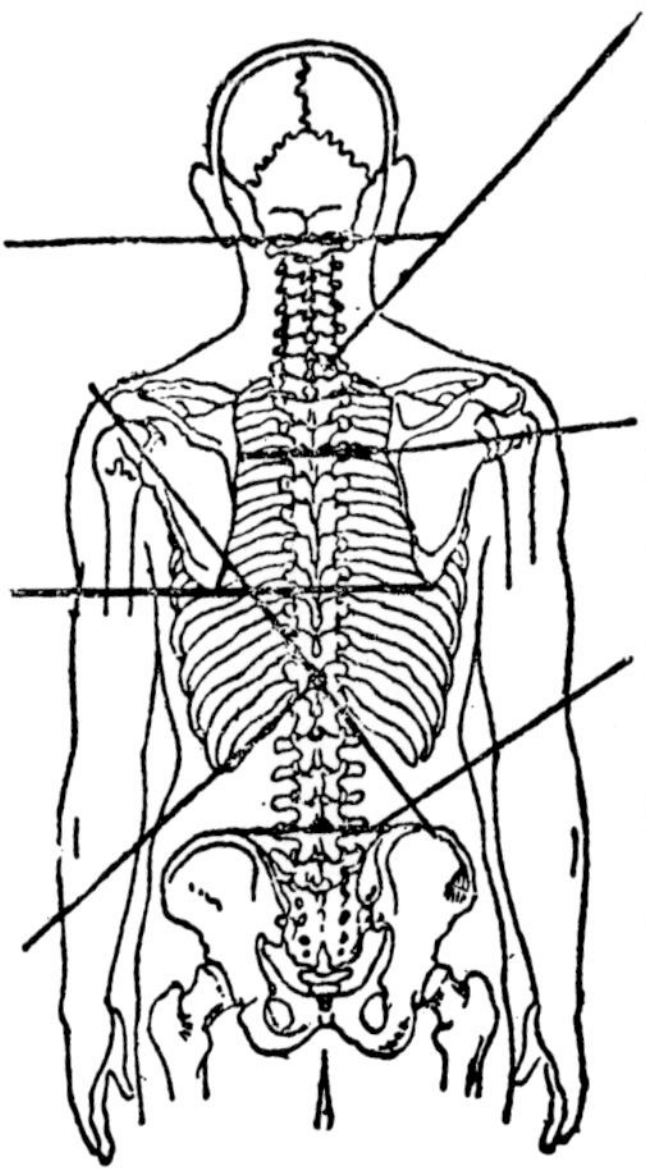

頸椎中最も突出せるは第七番
肩甲棘の内縁を水平に結べば胸椎第三番
腸骨の頂點を水平に結べば腰椎第四番
乳様突起の下縁を水平に結んだ線は頸椎第一番
肩甲骨の下端を結べば胸椎第七番
腸骨の外縁と肩先と連結すれば胸椎十一番

Ｌ２　健康体の人の正しい姿勢をした場合の坐位で、季肋骨の最下水平位がＬ２。

Ｌ３　臍の眞後がＬ３である。

Ｌ４　腸骨頂點の水平位がＬ４にあたる。

七二、頸椎七番叩打奏効疾病

（註　Cは頸椎、Dは胸椎、Lは腰椎の略）

頭を前方へ曲げるときは頸と肩との境位に相當する處に、一個特別に突出せる椎骨のあるに氣附かれるであろう、それが頸椎七番である。

第三十一表　頸椎七番叩打奏効表

1、頭感冒	
2、偏頭痛	
3、腦貧血	C1を押し、C7を叩き、次にD8を叩く。手の毛管に主力を注ぐ。
4、耳の充血	
5、耳鳴	
6、聾（神經性）	

7、聴力増進　D3、4を叩けば少し減退する。
8、聴力障碍　一分間一五〇位の早さで三分間位、一月二、三回。
9、視力減退
10、眼の充血
11、眼瞼筋の痙攣及び反射
12、鼻感冒
13、鼻カタル性炎症
14、鼻出血　但し月経直前及び月経中は注意を要する。
15、鼻充血
16、鼻粘膜の炎症
17、声帯痙攣（口利けぬ）失語症
18、吐血、喀血

19、咽喉痛

20、咳　一分間一五〇—二〇〇の早さで一—三分。

21、百日咳　一分間一六〇位の早さ。

22、甲状腺機能亢進（疲れ易い）

23、バセドウ氏病

24、乳頭筋（心臓の）の痛み

25、腕の痲痺

26、四肢の冷却

27、窒息

28、心臓痲痺

29、狭心症　一分間一八〇位の早さで六—七分間、次に毛管。

30、心臓衰弱より來る呼吸困難

31、心臓を収縮

32、肺臓を擴大

33、心臓衰弱症（従て强心法）

34、心臓性喘息

35、心筋炎

36、心臓肥大症

37、瓣膜の不全

38、心臓波動過多症　一分間一八〇位の早さで一―三分、次にD1―3を掌壓。

39、心臓衰弱より來る高血壓

40、肺の働きを强くする

41、肺の充血　一分間一五〇位の早さで五―六分間、一月四、五回。

42、風邪

43、一般下熱

44、鬱血を散ず　即ち毛管してC7を叩く。

45、内臓の充血

46、動脈硬化症

47、赤血球を減少す

48、消化中毒

49、胃を収縮す（胃擴張）　L1―3を押すこともあるが、月經時は不可。

50、胃下垂　C7、D6、7、L2を同時に叩く。

51、胃の機能增進

52、脈搏容積を減少す　增加するにはD3―4を叩く。（チフス等の時）

53、脈搏の速さの減少

54、血管運動神經麻痺

55、大動脈瘤　一分間一五〇の早さで一〇—一五分。

56、大動脈管を收縮（反對に反撥して擴大するを意味する）

57、大動脈管の機能增進

58、血管擴張神經の疾患

59、迷走神經の機能促進

60、內出血の防止（怪我などの場合）

61、血壓下降　C7を叩き更にD2—4を叩く。

62、月經閉止

63、月經過多

64、糖尿病

65、入水者（溺水者）台の上に腹這に乗せ、手足をだらりと下げさせて叩くと水を吐く。

66、日射病

叩打の方法は被術者の姿勢を正しくさせ、術者が左側又は背後より、膝その他の方法でD10を押え、左手の掌を鳩尾（心窩部）に當て、右手握拳の小指の部にて、被術者の氣持のいい程度の强さにて、一分間一五〇乃至二〇〇回位の早さで叩打する。

時間は普通一分乃至三分間であるが、大動脈瘤の如きは一分間一五〇位の早さで十分乃至十五分間叩打の必要がある。

〔注意〕叩打の際、D10を押えることを忘れてはならぬ。

七三、アー・ルブラン博士の脊柱に依る診断

我々の脊椎は全体で三十三個から成つている。即ちその名稱は次の如くである。

頸椎（略稱C）	七個
胸椎（略稱D）	一二個
腰椎（略稱L）	五個
仙骨（略稱S）	五個（癒着）
尾骨	四個（癒着）

更に又頸椎、胸椎は數が多いので、次の名稱で分類されることもある。

頸椎	上部	C1、2、3
	中部	C4、5
	下部	C6、7
胸椎	上部	D1、2、3、4
	中部	D5、6、7、8
	下部	D9、10、11、12

又略稱の見方は、例えばC1―4は（頸椎一番から四番まで）を意味するのである。

次にルブラン博士により故障の器官と副脱臼の脊椎番號とを表示するが、これは治療上に於ける觸手操作部位とは多少相違していることを心得られよ。

第三十二表　アー・ルブラン博士の脊椎診斷法

故障の器官	副脱臼脊椎の番號
頭	C1—4 D6、10
顔と頸	C1—4 D上部及び10
腦	C1—4 D上部及び下部
眼	C1—4 D5、10 L1或は2
鼻	C1—4 D4、5、10
耳	C1—4 D上部
咽喉	C上部及び下部 D下部
扁桃腺	C上部及び下部 D5
喉頭と舌	C1—4 D5
歯と口	C3或は4 D5
甲狀腺	C6 D5、6

副甲狀腺	C6　D5
乳腺	C6或は7　D2—6
心臟	C1—4　D2
肺臟	C1—4　D3
氣管支	D1或は2
横隔膜	C3—5　D中部
腹膜	D11或は12　L1或は2
肝臟	D4、8（特に4は絶對的）
膵臟	D8、9
脾臟	D6或は9
胃	C1—4　D5—7、11
小腸	D11或は12

大腸	L1或は2
虫垂	L2右側
直腸	L4或は5
腎臓	D10
副腎	D9
膀胱	L1及び4
子宮	L4
攝護腺	L1及び4
卵巣	L3
睾丸	L3
膣	L4
陰茎	L2及び4

七四、ヘッド氏脊髓神經通過過敏帶

ヘッド氏脊髓神經通過過敏帶とは、すべて內臓の疾患に際してその臓器に相當する或る一定部位の皮膚上に知覺過敏帶が出來るものを云う。例えば、肝臓の失調は胸四、腎臓障碍は胸十の部位に最高反射が起る。

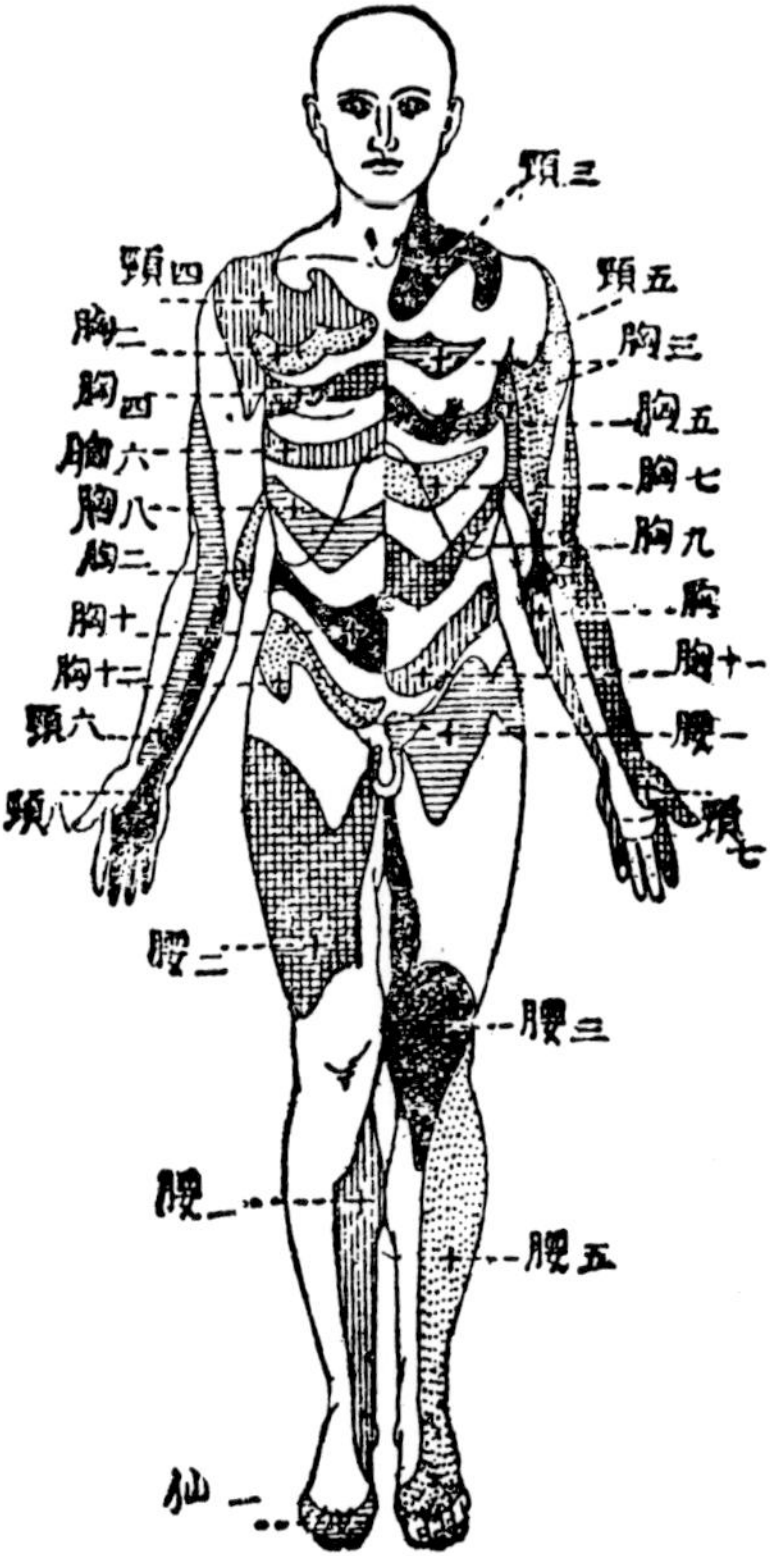

第五十四圖　ヘッド氏過敏帶前面圖

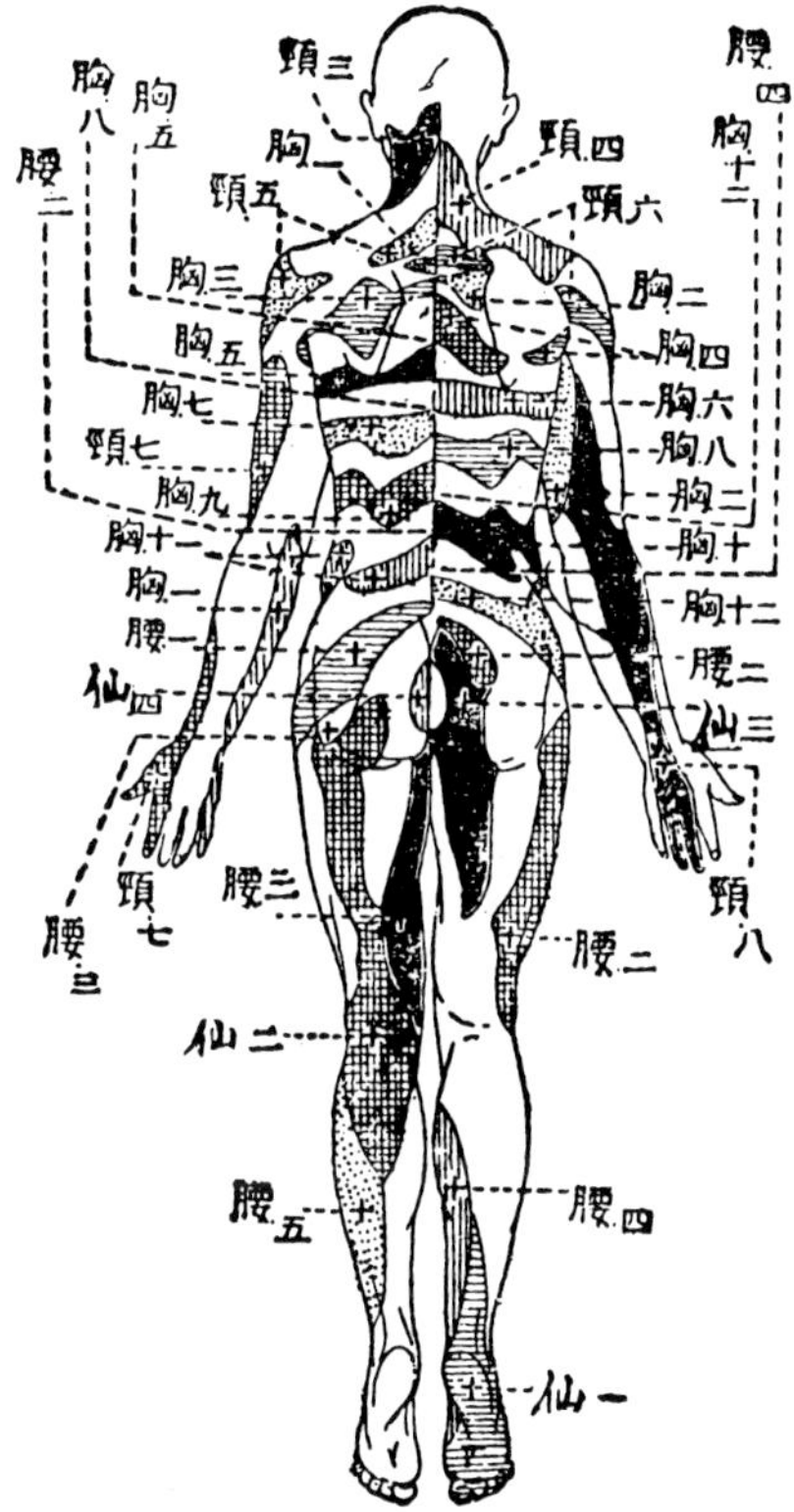

第五十五圖　ヘッド氏過敏帶背面圖

七五、脊椎神經節（指頭壓、押壓、叩打、鍼灸、等）兩立不可相互關係

第三十三表　脊椎神經節兩立不可相互表

心　臟

(a) 擴張させるには	胸8、9、10、11、12	齊整
(b) 收縮させるには	頸7	同右
(c) 心臟機能を抑止させるには	胸1、2或は4	同右
(d) 心臟機能を刺戟させるには	頸3、4	同右
(e) 迷走神經機能增進のためには	頸7	同右
(f) 迷走神經機能減退のためには	胸3、4	同右

◇　調整兩立不可關係

「胸椎9、10、11、12」と「頸椎7」

「胸椎1、2或は4」と「頸椎3、4」

「胸椎3、4」と「頸椎7」

◇臨床應用

(a)擴張作用(應用部)胸椎8或は9より12及び頸椎3、4

瓣膜狹窄(Klappenstenose)

(b)收縮作用(應用部)頸椎7

大動脈瘤(Aortenaneurysma)

狹心症(Angina pectoris)

心臟擴張(Herzdilatation)

瓣膜不全症(Klappeninsuffizienz)

心筋炎(Myokarditis)

心囊炎(Perikarditis)

〔注意〕頸椎7のみを叩打又は指頭壓其の他鍼灸にせよ、この點のみを刺戟するときは凡ての血管を收縮させ却つて腎盂炎等に罥されることがあるから、胸椎10を押さえつつ頸椎7を叩打又は指頭壓する。

尙、標準体重以上の者の擴張には胸椎8——12とする。

（c）抑止作用（應用部）胸椎1、2或は4

心嚢炎 (Perikarditis)

高血壓 (Hypertonie)

心臓内膜炎 (Endokarditis)

（d）刺戟作用（應用部）頸椎3、4

心臓弛緩症 (Bradykardie)

（e）迷走神經機能增進（應用部）頸椎7

心臓性喘息 (Herzasthma)

心悸亢進 (Palpitation)

不整脈 (Arhythmie)

呼吸困難 (Dyspnoe)

咳嗽 (Husten)

狹心症 (Angina pectoris)

心臓衰弱症 (Herzschwäche)

心臓脂肪變性 (Fettherz)

〔注意〕頸椎7の叩打又は其の他の齊整、刺戟の場合に於いては必ず胸椎10を術者の膝頭又は他の方法にて支持し行うこと。自分で行うときは坐位の姿勢となり、右膝を正面より40度位開き、右足の踵を右の臀部下に置き、左の脚を伸して後方へ引く、つまり左脚の直股筋を引き張る。而して少し上半身を後方に反らせて背腹運動の準備運動十一種の內、第五首を後へ曲げることを二分間乃至五分間行う。

〔f〕迷走神經の機能減退（應用部）胸椎3、4

心臓痙攣 (Herzkrampf)

煙草心臓 (Tabakherz)

〔注意〕深呼吸又は腹式呼吸を行いつつ叩打又は他の操作を受けること。

肺臓

〔a〕擴張させるには……………………………頸7　胸3、4、5、6、7、8齊整

(b) 収縮させるには……頸4、5 胸1、2　齊整

(c) 肺臓内の血液減少のためには……頸7　同右

(d) 肺臓内の血液増加のためには……胸10　同右

◇ 調整兩立不可關係

「頸椎7 胸椎3、4、5、6、7、8」と「頸椎4、5 胸椎1、2」

「胸椎10」と「頸椎7」

◇ 臨床應用

(a) 擴張作用(應用部)頸椎7 胸椎3―8

肺結核(Tuberkulose)

肺炎(Pneumonie)

肋膜炎(Pleuritis)

肺膨脹不全(Atelektase)

(b) 収縮作用(應用部)頸椎4、5 胸椎1、2

氣管支喘息(Bronchialasthma)

肺　氣　腫（Emphysem）

枯　草　熱（Heufieber）

（c）肺臓内血液減少法（應用部）頸椎7

肺　結　核（Lungentuberkulose）

（d）肺臓内血液増加法（應用部）胸椎10

肺　充　血（Lungenkongestion）

氣　管　支　炎（Bronchitis）

氣管支出血（Bonchialhämorrhagie）

〔注意〕頸椎4、5を常に齊整するの目的が硬枕であり、肺の收縮作用であるから、硬枕のみの使用よりは平牀寢台を用いて胸椎の3――8の不調を防止すれば他方に於いて擴張を促すことになり、肺部に收縮と擴大を來さず眞の安靜の目的を果し得よう。

脾　臓

（a）擴張させるには……………………………………胸11　齊整

(b) 收縮させるには……………………………………腰1、2、3 齊整

◇ 調整兩立不可關係

「胸椎11」と「腰椎1、2、3」

◇ 臨床應用

(a) 擴張作用（應用部）胸椎11

傳染病一切 (Infektionskrankheiten)

(b) 收縮作用（應用部）腰椎1、2、3

貧血症 (Anämie)

脾臟炎 (Splenitis)

白血病 (Leukämie)

脾臟擴大症 (Milzvergrösserung)

マラリア (Malaria)

白血球減少症 (Leukopenie)

胃

（a）擴張させるには……胸11　齊整

（b）収縮させるには……腰1、2、3　同右

（c）迷走神経機能増加のためには……頸1、2、3、4或は7　同右

（d）胃液分泌増加（交感神経機能増加）のためには……胸5、6、7　同右

（e）胃液分泌減少のためには……胸椎5、11　同右

◇ 調整兩立不可關係

「胸椎11」と「腰椎1、2、3」

◇ 臨床應用

（a）擴張作用（應用部）胸椎11

幽門狭窄症（Pylorusstenose）　（胸椎5は幽門を擴張する）

幽門痙攣（Pyloruskrampf）

心臓痙攣（Herzkrampf）

（b）收縮作用（應用部）腰椎1、2、3

ヒステリー性吐血（Hämatemesis）

胃擴張（Gastrektasie）

胃下垂（Gastroptose）

胃潰瘍（Magengeschwür）

急性胃炎（Akute Gastritis）

胃アトニー（Atonie）

胃疾と心臓障害（Herzinsuffizienz）

胃疾と幽門障害（Pylorusinsuffizienz）

（c）迷走神經機能増加法（應用部）頸椎1－4或は7

胃痙攣（Hyperkinesis）

胃蠕動不穩（Peristaltische Unruhe）

神經性曖氣（Eructatio nervosa）

神經性嘔吐（Nervöses Erbrechen）

吐き氣症 (Rumination)

嘈囃 (Pyrosis)

胃アトニー (Atonie)

胃痛 (Gastralgie)

(d) 胃液分泌増加(交感神経機能増加)法 (応用部) 胸椎5、6、7

慢性胃炎 (Chronische Gastritis)

貪食症 (Bulimie)

貪食不飽症 (Akorie)

神經性食欲缺乏症 (Anorexia nervosa)

(e) 胃液分泌減少法 (應用部) 胸椎5、11

塩酸過多症 (Hyperchlorhydrie)

神經性分泌過多症 (Nervöse Hypersekretion)

神經性分泌過少症 (Nervöse Hyposekretion)

胃液缺乏症 (Achylia gastrica)

膵臓

（a）収縮させるには……胸4、5、6或は8　齊整

◇臨床應用

（a）收縮作用（應用部）胸椎4、5、6或は8

膵臓炎（Pankreatitis）

糖尿病（Diabetes）

腸

（a）擴張させるには……胸11　齊整

（b）収縮させるには……腰1、2、3　同右

◇調整兩立不可關係

「胸椎11」と「腰椎1、2、3」

（a）擴張作用（應用部）胸椎11

痙攣性便秘 (Spasmodische Konstipation)

神經性下痢症 (Nervöse Diarrhoe)

腸蠕動不穩 (Peristaltische Unruhe)

腸神經痛 (Enteralgia)

腸閉塞 (Intestinalobstruktion)

(b) 收縮作用（應用部）腰椎1、2、3

アトニー性便秘 (Atonische Konstipation)

腸炎、腸カタル (Enteritis)

虫垂炎 (Appendicitis)　（特に腰椎2の右側を指壓）

結腸炎 (Kolitis)

內臟下垂症 (Enteroptose)

腸出血 (Intestinalhämorrhagie)

夏病み（幼児或は未成年）(Sommerbeschwerde) (Kinder)

腎臓

(a) 擴張させるには……………………………………胸4、5、6、7、8、9、10　齊整

(b) 収縮させるには……………………………………胸12　同右

◇ 調整兩立不可關係

「胸椎6より10」と「胸椎12」　(萎縮腎は胸12刺戟により悪化する)

◇ 臨床應用

(a) 擴張作用（應用部）胸椎4より10の内特に6・10

腎結石 (Nephrolithiasis)

腎臓機能減退 (Nierenfunktionsverminderung)

慢性間質性腎炎 (Chronische interstitielle Nephritis)

尿毒症 (Urämie)

腎臓水腫 (Hydronephrose)

腎膿腫 (Pyonephrose)

蠟様腎臓 (Wachsniere)

（b）収縮作用 (應用部) 胸椎12

腎臓貧血 (Nierenanämie)

腎臓充血 (Nierenkongestion)

急性腎炎 (Akute Nephritis)

慢性糸球体腎炎 (Chronishe Glomeluronephritis)

腎臓下垂 (Nephroptose)

肝臓

（a）擴張させるには……………………胸11　齊整

（b）収縮させるには……………………腰1、2、3　同右

（c）肝液素分泌のためには………………胸4及び8　同右

（d）迷走神經による刺戟のためには……頸3、4、5　同右

◇ 調整兩立不可關係

「胸椎11」と「腰椎1、2、3」

◇臨床應用

(a) 擴張作用（應用部）「胸椎11」と「胸椎4、8」

脂肪性肝臓 (Fettleber)

蠟様肝臓 (Wachsleber)

急性黄色萎縮症 (Akute gelbe Atrophie)

(b) 收縮作用（應用部）「腰椎1、2、3」と「胸椎4、8」

肝臓充血 (Leberblutüberfüllung)

肝臓炎 (Hepatitis)

膽汁異状 (Gallsucht) (黄疸)

肝臓無感覺 (Leberdumpfheit)

肝臓嚢腫 (Cystenleber)

肝臓膿瘍 (Leberabszess)

肥大性肝硬變症 (Hypertrophische Cirrhosis)

輸膽管炎 (Choledochitis)

膽嚢

(a) 擴張させるには……………………胸9 齊整

(b) 収縮させるには……………………胸4、5、6 同者

◇調整兩立不可關係

「胸椎4、5、6」と「胸椎9」

(a) 擴張作用(應用部)胸椎9

膽石疝痛(Gallensteinkolik) (胸椎4、5、6と9の交互打により膽石は出る。)

(b) 収縮作用(應用部)胸椎4、5、6

膽嚢炎(Cholecystitis)

膀胱

(a) 擴張の要はない

(b) 収縮させるには……………………胸11及び腰4 齊整

◇臨床應用

「胸椎11」と「腰椎4」

膀胱炎 (Cystitis)

遺尿症 (Enuresis)

尿失禁 (Inkontinenz)

子宮

(a) 擴張させるには……………………胸10 齊整

(b) 收縮させるには……………………腰1、2、3 同右

◇調整兩立不可關係

「胸椎10」と「腰椎1、2、3」

(a) 擴張作用 (應用部) 胸椎10

月經不順 (Amenorrhoe)

白帶下 (Leukorrhoe)

(b)收縮作用(應用部)腰椎1、2、3

子宮內膜炎(Endometritis)

子宮外膜炎(Perimetritis)

子宮實質炎(Metritis)

月經痛(Dysmenorrhoe)

月經過多(Menorrhagie)

子宮收縮不全(Subinvolutio uteri)

子宮後傾症(Retroversio uteri)

子宮前屈症(Anteflexio uteri)

子宮脱(Prolapsus uteri)

子宮出血(Uterusblutung)

子宮息肉(Polypus)

子宮腫瘍(Tumor)

前立腺 （摂護腺）

（a）擴張の要はない

（b）收縮させるには……………………………………胸12及び腰1、2、3、4　齊整

◇臨床應用

「胸椎12及び腰椎1、2、3、4」

前立腺肥大症 (Prostatahypertrophie)

前立腺癌腫 (Prostatakrebs)

前立腺硬化症 (Induratio prostatica)

前立腺腫脹 (Tumor prostatae)

大動脈

（a）擴張させるには……………………………………胸9、10、11、12　齊整

（b）收縮させるには……………………………………頸7　同右

◇調整兩立不可關係

「頸椎7」と「胸椎9、10、11、12」

◇臨床應用

(a)擴張作用(應用部)「胸椎9、10、11、12」

小兒麻痺(Paralysis infantum)

運動障碍(Bewegungsstörung)

下肢麻痺(Schenkellähmung)

(b)收縮作用(應用部)「頸椎7」

大動脈瘤(Aortenaneurysma)

血壓

(a)血壓を下降するには……胸2、3、4齊整

(b)血壓を上昇するには……胸6、7同右

◇調整兩立不可關係

「胸椎2、3、4」と「胸椎6、7」

◇臨床應用

（a）血壓の下降作用（應用部）胸椎2、3、4

（b）血栓、血栓形成（Thrombose）胸椎6、7

以上は凡て他の關係を無視して單に一症に對する脊髓神經節の叩打又は指頭壓、鍼灸等の適應椎骨を記したものであるから、他の合併症ある場合には充分前後の考慮をなし、實施すべきである。從つて、何れを先きとし、何れを強く、何れを弱く、同時か、左右何れに主力を注ぐべきか、講義を充分味い、以て會得すべきである。

七六．人体旋転儀と美容機と第三号型健康機

懸垂器（第五六項参照）と人体旋転儀と美容機を一緒にして三種の真機という。この三種を応用して、殆んどすべての疾病を予防治療することが出来る。

【一】人体旋轉儀

（一）効　　能

血液の循環を正常にし、宿便を排除し、消化吸収を旺盛にしてすべての疾患を駆逐し若返る。

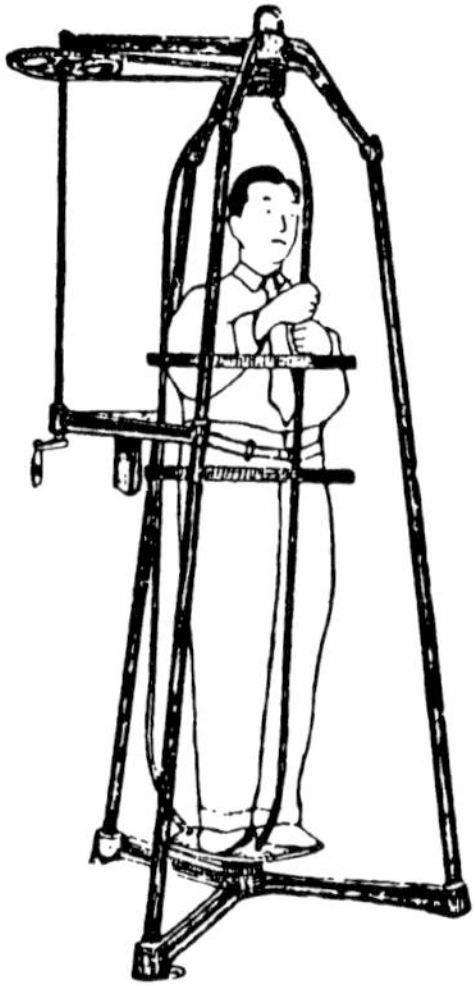

第六十図　人体旋転儀

昭和十五年七月発行の拙著「動的姿勢の研究とスポーツ」に於いて、静的姿勢の非を難じ動的姿勢に就いて力説したが、その二〇頁より七八頁に亘り人体旋転運動と重心に就いての理論と実際を述べておいた。その機械化したものがこの方法である。

(二) 方　法

梁から籠を吊しその中に坐するか、腰掛を用いて腰掛け、これを朝夕の二回、一分間二〇回転位から次第に速度を増し、一八〇回転位の速さで約一分間宛左右に各二回宛旋転するのである。

第六〇図のような機械を用いるのが、便利で安全である。

(三) 注　意

本法を行う時は、消化吸收がよくなるから、相当に食量を減ずることが必要である。又体に運動を与えるから、一日六十匁以上の生野菜を攝取しなければならない。

(四) 外国の文献

「生命は回転から獲得する。回転は不対称、不均衡から起る。凡て生命ある一切の動物は旋転、回転して生命を楽しみ、人も蜜蜂の如く舞踏、舞踊、跳躍、旋廻を喜ぶ」(セルジュ・グラニエ・グラザンスキー)

「生命の構造、状態その有機的構造、つまり母性の場は、従つて不対称である。その深遠な生命の起源は回転の裡に存在する」(パスツール)

【二】美容機（一名頭脳明快機）

（一）効　能

頭と腎臓とに微振動を与え、上部の毛細血管活動を旺盛ならしめ、眼、耳、鼻の疾患、頭痛、脳腫瘍、脳血管披裂等を根治し、腎臓の機能を正常にする。顔の皮膚もきれいになる。脚でペダルを踏むことにより、下肢を柔軟に且強化し、薔薇静脈にポンプ作用を起す。

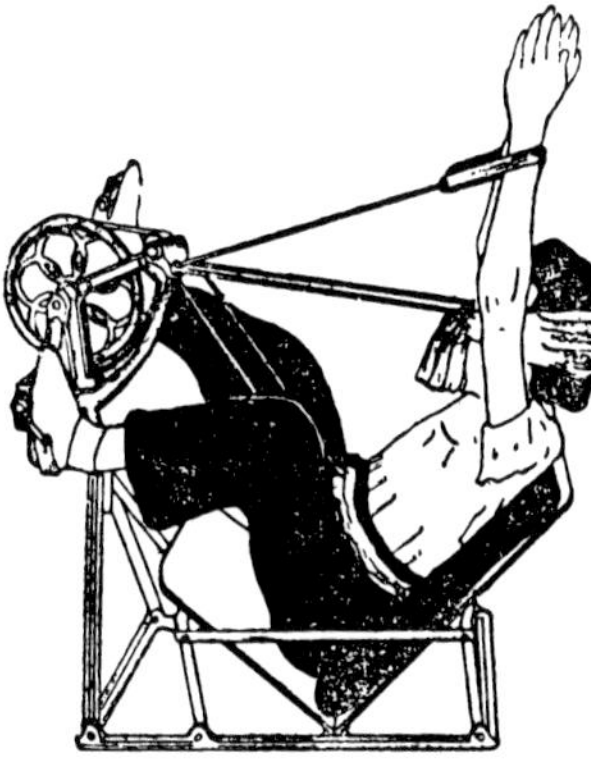

第六十一図　美容機

（二）方　法

第六一図のような機械を用いて行う。特に脚の逆回転を練習すること。

西医学健康器を利用する場合は、機械の前に坐し、頸椎七番叩打帯を頭部に、胸椎十番抑止帯を腎臓部に、何れも裏返しに当てゝ振動する。

（三）注　　意

機械にかゝる前にはコップ一、二杯の水を飲むこと。

実行中に頭痛を感じる人は、脳腫瘍の治癒する証で、続ける中に自然と治る。

一回に三分乃至五、六分間行う。

背中や尻のあたる所へは座布団をあてると楽である。腰を浮かさず後の板にぴつたり付けて行う。

【三】 オ三号型健康機

懸垂、金魚、毛管を同時に行えるようにした機械で、効果が相乗的に増大される。三種の真機を綜合した作用がある。

七七、生命に關して

漢譙縣華佗元化撰、『華佗神醫秘傳』（巻一）第七頁に

論生死大要

不レ病而五行絶者死。不レ病而性變者死。不レ病而暴語妄者死。不レ病而暴不レ語者死。不レ病而喘レ息者死。不レ病而强中者死。不レ病而暴目盲者死。不レ病者而暴腫滿者死。不レ病而大便結者死。不レ病暴無脉者死。不レ病而暴昏冒如醉者死。此内外先盡故也。逆者即死。順者加レ年。無有レ生者也。

讀み方―「病まずして、五行絶ゆるものは死す。病まずして、性變るものは死す。病まずして、暴《ニワカ》に語妄するものは死す。病まずして、暴に語らざるものは死す。病まずして、息を喘《アエ》ぐものは死す。病まずして、强中するものは死す。病まずして、暴に目盲するものは死す。病まずして、暴に腫滿するものは死す。病まずして、大便結するものは死す。病まずして、暴に脉無きものは死す。病まずして暴に昏冒醉えるが如きものは死す。これ内外先ず盡くるが故なり。逆うものは、即ち死す。順うものは、年を加う。無は生有るものなり。」

即ち、生は自然順應であり、死は自然に逆くものである。西醫學は、生命の深奥に入つて、いかにして、文化（不自然）と自然とを適應せしめんとするかにある。

佛國の生物學者マルセル・プルナンは

「地上に於ける生命の維持を説明出來る唯一つの生物學の本質的事實は、生きて居る物質の擴大する力である。」

"Le fait essentiel de la biologie, qui seul peut expliquer la maintien de la vie sur terre, est la puissance d'expansion de la matière vivante." (M.Prenant).

と云つて居る。即ち「擴大する自然力が生命力である。」故に、われわれが、これでよろしいと滿足した時は、そこに擴大する力がなくなつたのであるから、それは死への一歩である。われわれは常に、生成發展を念願して努力せねばならぬ。精神的にも肉体的にも無限に「良くなる、能くなる、善くなる」である。かくて、次第にわれわれは、理想の人間即ち神に近づくのである。

釋迦は、凡夫と佛との間には、五十二の段階があると云つた。この事は、健康問題についても云えることであつて、眞の健康なるものと、瀕死の病人、又は生死一如の昏睡、或は假死の狀態との間には、種々の段階がある。而して、それはその人のその狀態に於ける健康一者（異常の）である。而して、疾病なるものは、この健康のある段階に與えた假の名であつて、それは眞の健康に進まんとする生体の努力の顯現したものに外ならない。即ち、見方に依ればそれは擴大する力であつて、それが生命力である。

坊間よく、餘り物が完全だととかく魔がさすと云われるが、それは滿足するから、生命力の發展が停止するのである。私が常々「一つの缺點を殘せ」と云うのは、これが爲めである。

蕅益大師は、その著『淨土十要』巻七に

一念レ身不レ求二無病一。
身無病則貪欲乃生。
貪欲生必破レ戒退レ道。
知二病性空一病不レ能レ惱。
以二病苦一爲二良藥一。

讀み方―「一には、身を念うて無病を求めず。身無病なれば、則ち貪欲これ生ず。貪欲生ず

れば、必ず戒を破り道を退く。病性の空なることを知れば、病も惱ますこと能わず。病苦
を以て良藥となす。」

とあるのも、「病苦を以て良藥となす」境地に立ち得れば、それは悟りである。日光陽明門に逆柱があるのも、その生成發展をこの一本の逆柱に將來を期して居るのである。

又『論水法』と題して

喜二其水一者。以レ水濟レ之。喜二其氷一者。以レ氷助レ之。病者之嗜好勿三强予二違背一。亦不レ可二强抑一レ之。如レ此從隨則十生二其十一。百生二其百一。疾無レ不レ愈耳。

讀み方―「その水を喜ぶものは、水を以てこれを濟く。その氷を喜ぶものは、氷を以てこれを助く。病者の嗜好は、强いて違背を予《アト》うること勿れ。亦强いてこれを抑うべからず。かくの如く從隨すれば、即ち十はその十を生かし、百はその百を生かし、疾として、愈えざることとなし。」

と。眞に病者の欲する所を察して、これに與うることが、眞に病を養い、これを回復する方法である。發汗すれば、水分と塩分とビタミンCとを缺乏するから、病苦（生体）はこの補給を欲して居る。故に、これを補給しなければならぬ。下痢に對する生水の飲用も同樣である。然

るに、われわれの不自然なる生活が長年月に亘つて居るために、生体の眞の要求を感得する感覺を鈍痲して居るから、不知不識の間に、自然を冒瀆し、疾病に罹り、遂に天與の壽命を短縮するのである。

西醫學健康原理の實踐は、正しい生活改善に依つて、この天來の感覺を回復し、われわれの日常生活に於いて、生命に對する危險に遠ざかり、この危險を冒すことなからしむるのが目的である。即ち、健康過敏症（現代人の鈍感に對して）となるのが、西醫學の目的であるとも云い得る。

本書に述ぶる所は、不自然なる生活に依つて生ずる違和を是正し、この健康過敏症に罹るための種々の方法を述べたものである。

七八、結　語

吉益東洞の所説を、その門人鶴沖元逸が録して『醫斷』として著したものの中に、左の記述がある。

死　生

死生者命也、自レ天作レ之、其唯、自レ天作レ之、醫焉能死二生之一哉、故仁不レ能レ延、勇不レ能レ奪、智不レ能レ測、醫不レ能レ救、唯因二疾病一致レ死非命也、毒藥所二能治一已、蓋死生者、醫之所レ不レ與也、疾病者醫之所レ當レ治也、故先生曰、盡二人事一而待二天命一、苟人事之不盡、豈得レ委二於命一乎、是故、術之不明、方之不レ中、而致死者非レ命矣、執二古之方一體二今之病一、能合二仲景之規矩一而死者命也、質二諸鬼神一、吾無レ愧爾。（以下略）。

読み方—「死生は命なり、天よりこれを作す。それ唯天よりこれを作す。醫焉《イズクン》ぞ能くこれを死生せんや。故に仁も延ぶること能はず、勇も奪うこと能はず、智も測ること能はず、醫も救うこと能はず。唯疾病に因りて死を致すは命にあらず。毒藥の能く治する所のみ。蓋死生は、醫の與からざる所、疾病は醫の當に治すべき所なり。故に先生曰く、人事を盡して天命を待つと。苟も人事をこれ盡さずとも、豈に命に委することを得ん。この故に、術の明かならず、方の中らずして死を致すものは命にあらず。古の方を執つて、今の病に體し、能く仲景の規矩に合て而して死するものは命なり。これを鬼神に質して、吾愧づることなきのみ。」

西醫學を實行して、健康を回復することが出來ないものは、天命か、又はその實行に缺くる所のあるがためである。その最も重要なるものは、患者と周圍とが意見の一致しない場合である。次ぎは過食である。未だ私は、過食して重症の回復したものを知らない。殊に、中風や腦溢血、又は糖尿病の如きは、特に病後過食に陥り易い。而して、この過食が中々改められず、可惜治るべき病が治らないのである。

尤も、本書の目的は、疾患を未然に防ぐことが目的である。よく疾患を、その萠芽に於いて剪除し、常に健康を保持することが出來たならば、著書の差當りの希望は達せられたものである。

索引使用上の注意

一、項目は現代假名使いの順序により、症狀及疾病に對する實踐事項は主なもの或は始めに實施すべきものを先にした。

二、本書の性質上各疾病に對する處置法は要點を示すだけに止めたが、詳しくは拙著『家庭醫學寶鑑』を熟讀してから實施されたい。同一の疾病でも時期、程度、個人差により主力を注ぐ事項は異るものである。

三、健康者は六大法則中一―六を、病者は一―五を實行して居るものとして、之を完全に行い得るに至る手段を擧げたものであり、何處までも六大法則が基本である。

四、いずれの場合も、皮膜、榮養、肢、並びに精神の四つを完全にするよう即ち一者を保つように努力し、又症狀即療法の考を忘れてはならない。

索引

〔ワ〕

実践宝典復刻版再版にあたって

西医学健康原理実践宝典は初版の発行が昭和二十五年で、最後に再販されたのは平成六年のことです。その間、版を組みなおしたこともありませんから、漢字、仮名づかいも昭和二十五年当時のままです。A6版というサイズの中に西式健康法のエッセンスをすべて網羅しようとしたためか、実践法の解説、挿入図版など必ずしも懇切丁寧とはいえず、現代の若年層には大変読みにくいだけでなく、難解すぎるのではないかとも思われますが、再版を熱望する多くの方々の声に応えて、このたび再版することとなりました。

本書の本文は、保存版の原書の各ページをフィルムに撮影し、文字等の不鮮明な部分、原書における明らかな誤植のみを修正、訂正して印刷原版を作成した、平成二年九月発行の新訂版第一刷と同じものです。今日の最新の印刷技術で印刷されたものと比較すると、印刷がやや不鮮明な印象を持たれることと思いますが、そういった事情ですのでご容赦ください。

なお、本書はハンディサイズの本であるため持ち歩く方も多く、またハンドブック的に常用される方も多いとのことで、耐久性を向上させるため本刷より装丁のみ、より上質なものとしました。

平成十六年六月

西医学健康原理実践宝典

昭和25年1月　　　　初　版第1刷発行
平成2年9月　　　　新訂版第1刷発行
令和6年10月29日　新訂版第7刷発行

著　者　西　勝　造

発行者　安井喜久江

発行所　㈱たにぐち書店
〒171-0014　東京都豊島区池袋2－68－10
TEL. 03－3980－5536　FAX. 03－3590－3630
たにぐち書店.com

落丁・乱丁本はお取替えいたします。